MON ENFANT NE MANGE PAS

Comment prévenir et résoudre le problème

La Ligue Leche
allaitement.ca 1 866 ALLAITER

MON ENFANT NE MANGE PAS

Comment prévenir et résoudre le problème

Dr CARLOS GONZÁLEZ

ÉDITIONS LIGUE LA LECHE
2540 Sherbrooke est, bureau 100
Montréal (Québec) H2K 1E9
www.allaitement.ca
1 866 allaiter (1 866 255-2483)
Courriel : bureaulll@allaitement.ca

Traduction :	Sylvie Lemay
Révision :	Carole Pitre-Savard
Mise en page :	Reaktion
Coordination du projet :	Sophie Lesiège
Photographe : *(couverture)*	Marie-Claude Couture
Sur la photo : *(couverture)*	Ulysse et Pascal Beauregard

Dépôt légal : 2e trimestre 2010
Bibliothèque nationale du Québec
Bibliothèque nationale du Canada
ISBN 978-2-920524-20-0

Imprimé au Canada
Diffusion mondiale : Ligue La Leche *(www.allaitement.ca)*

Les témoignages de mères contenus dans ce livre proviennent de lettres reçues dans le courrier des lecteurs de la revue *Ser Padres (Être parents)*. Les noms ont été changés ainsi que quelques détails qui pourraient permettre leur identification. Mes plus sincères remerciements à toutes ces femmes pour la confiance qu'elles m'ont accordée et pour tout ce qu'elles m'ont appris. Une première version du récit *La charge de la Brigade nutritionnelle*, qui se trouve à la fin de cet ouvrage, a été publiée dans la même revue en février 1998.

Table des matières

TROISIÈME PARTIE : **COMMENT PRÉVENIR LE PROBLÈME**

QUATRIÈME PARTIE : **QUELQUES QUESTIONS FRÉQUENTES**

À ma mère,
qui me nourrissait
assis à la fenêtre.

Remerciements

L'auteur tient à remercier Maite Fabregat, Joana Guerrero, Rosa Maria Jové, Margarita Otero, Cristina Ros et Pilar Serrano pour leurs précieux commentaires sur le manuscrit.

Avant-propos

Au cours des dernières années, la connaissance de la physiologie de l'appétit a avancé de façon notable. Nous nous émerveillons devant le processus complexe qui règle l'ingestion des aliments. Cependant, il est étonnant de voir la quantité de préjugés qui existent quand il s'agit de l'appétit d'un enfant et la quantité de normes rigides qu'on impose à son alimentation.

Ma première expérience douloureuse avec ces normes fut d'être le témoin du supplice infligé à mon jeune frère. Il devait alors avoir deux ans et moi trois. C'était un après-midi où on se faisait garder par une tante très attentionnée qui veillait bien sur nous.

Mon frère n'a pas voulu manger la banane qu'on lui avait donnée pour le goûter, si bien que ma tante l'a pris dans ses bras, lui a pincé le nez et, quand mon frère a dû ouvrir la bouche pour respirer, elle lui a introduit, sans pitié, la banane dans la bouche. Et elle a continué ainsi, malgré les pleurs et les efforts de mon frère pour se dégager, et ce, jusqu'à ce qu'il l'avale complètement. J'ai perçu cela comme un acte de cruauté dont je ne comprenais pas le but. S'il avait eu faim, il l'aurait mangée, mais s'il ne l'a pas mangée, c'est qu'il n'avait pas faim ! Même un enfant de trois ans peut comprendre ça.

Je pourrais aussi raconter des anecdotes au sujet de la cantine de l'école. Sous les tables, qui avaient une tablette en dessous de la planche principale, on retrouvait de tout : le plus souvent, c'étaient des morceaux de pain, des oranges et des bouts de saucisse. On y retrouvait même parfois des œufs frits entiers. J'ignore si la directrice était au courant ou si elle pensait que les enfants terminaient leur repas, mais je suis certaine que le concierge avait une bonne idée de la quantité de nourriture qu'un enfant peut ingurgiter.

Après de nombreuses années d'études, ma première impression fut confirmée : c'est l'appétit qui régit l'ingestion des aliments et, du moins chez les enfants, il le fait de manière à répondre à ses besoins. Chaque espèce animale a ses préférences alimentaires qui semblent être déterminées génétiquement. Nous ne faisons pas exception, à tout le moins tant que nous n'avons pas acquis les préjugés de l'époque à laquelle il nous est donné de vivre. Avec les années, nous en venons à manger sur la base de motivations diverses : selon que ce soit Noël ou le Carême, selon qu'on veuille plaire à sa belle-mère ou bien paraître en bikini… Par contre, les enfants n'ont pas d'idées préconçues sur la quantité ou la nature de ce qu'ils doivent manger. Ils ne connaissent pas (et n'ont pas besoin de connaître) les recommandations du pédiatre, ni celles de l'Organisation mondiale de la santé, ni de savoir non plus ce que mange l'enfant de la voisine. C'est pourquoi ils n'acceptent pas facilement les normes rigides qu'on veut parfois leur imposer.

Les enfants, eux, le savent. Nous devrions les observer et apprendre, en ce qui a trait à la nourriture et à beaucoup d'autres choses. Un jour, avant de donner le sein à mon fils, je lui ai demandé à voix haute et assez fort (pour que ceux qui étaient dans la pièce et qui acceptaient mal que je nourrisse mon enfant puissent entendre) : « Chéri, veux-tu boire du lait spécialement conçu pour ton espèce, qui a évolué durant des millions d'années jusqu'à ce qu'il soit parfait pour toi ? Du lait qui ne provoquera pas d'allergies et qui te protégera de plusieurs maladies ? » Étonné, il m'a regardé et m'a répondu : « Nooon, je veux le sein ! »

Ce livre, qui me semble aussi agréable à lire que scientifiquement rigoureux, aussi respectueux des mères que des enfants, laisse entrevoir une philosophie plus profonde sur les relations des parents avec leurs enfants. Mon enfant ne mange pas s'adresse non seulement aux mères qui rêvent de voir leur enfant manger « convenablement », mais surtout à tous ces enfants qui rêvent de passer de bons moments avec leur mère à l'heure des repas comme à tout autre moment de la journée.

Pilar Serrano Aguayo
Médecin spécialiste en endocrinologie et en nutrition
Séville, Espagne

Introduction

Mais y a-t-il des enfants qui mangent ?

« Mon enfant ne mange pas. » C'est assurément l'une des phrases qu'un pédiatre entend le plus souvent au cours de sa carrière. Bien qu'en compétition avec la toux et le nez qui coule en hiver, le fait de ne pas manger remporte indiscutablement la palme du nombre de consultations l'été.

Certaines mères, comme Hélène, s'inquiètent un peu :

Le 20 juin dernier, mon fils Albert a eu 1 an. Ce n'est pas un enfant qui mange beaucoup; je dois l'amuser pour qu'il mange, et encore il laisse toujours de la nourriture. Je ne sais si j'ai raison de m'en faire compte tenu que c'est un enfant enjoué et éveillé, et que le médecin nous assure qu'il est en parfaite santé.

D'autres, comme Marielle, sont au bord du désespoir :

Mon bébé a presque 6 mois; elle pesait 2,4 kg à la naissance et pèse actuellement 6,4 kg. Quand elle a eu 5 mois, son pédiatre m'a conseillé de commencer à lui donner de nouveaux aliments : céréales sans gluten, purée de fruits, etc. Mais mon bébé refuse de manger de la nourriture. J'essaie chaque jour de lui en donner, mais c'est à peine si je parviens à lui en faire avaler une cuillerée, et ça se termine presque toujours par des pleurs. Ça me rend très nerveuse et très triste; je me sens mal car j'ignore où je fais erreur. Je n'aime pas la gronder et je ne veux pas l'obliger non plus, mais je crois que, finalement, si je ne le fais pas, elle ne mangera absolument rien. Croyez-vous que je devrais attendre quelque temps et réessayer plus tard ? Chaque fois qu'elle aperçoit une cuillère, elle devient maussade, et je me sens coupable.

Marielle se sentirait-elle plus tranquille si son pédiatre, comme celui d'Hélène, lui disait que sa fille est en parfaite santé ? Le manque d'appétit est un problème d'équilibre entre ce qu'un enfant mange et ce que sa famille voudrait qu'il mange; le problème disparaît quand l'appétit de l'enfant augmente ou quand les attentes de ses proches diminuent. Il est habituellement impossible (heureusement, sinon ce serait dangereux) d'obtenir que l'enfant mange davantage. Le but de ce livre est de diminuer les attentes de nos lecteurs afin de les rendre plus réalistes.

Votre cas n'est pas unique

Après avoir expliqué que leur enfant ne mange pas, plusieurs mamans ajoutent quelque chose du genre : « Je sais qu'il y a bien des mères qui « exagèrent » quand elles disent que leur enfant ne mange pas, mais le mien, docteur, c'est sérieux, il ne mange rien. Il faut que vous le voyiez ! »

Elles font doublement erreur. Premièrement, elles se trompent en croyant que leur enfant est le seul à ne pas manger. Il n'est probablement pas celui qui mange le moins. Il est certain, aimable lectrice, qu'il existe quelque part un enfant qui mange moins que le vôtre. (Comment en suis-je si certain ? Simple question de probabilités. Il y a dans le monde, par définition, un seul enfant qui est « celui qui mange le moins ». Il est possible que sa mère n'achète même pas ce livre, et même si elle le faisait, je ne me tromperais qu'une fois.)

Mais ces mères se trompent surtout en pensant que les autres mères « exagèrent ». Aucune ne le fait. En réalité, ces enfants mangent peu (parce qu'ils ont besoin de peu, comme nous l'expliquerons plus tard), et ces mères sont réellement inquiètes.

Pourquoi en souffrons-nous autant ?

Les mères se soucient, et c'est logique, de la santé de leur enfant. Mais il y a autre chose, quelque chose qui transforme le manque d'appétit en un problème beaucoup plus angoissant que la toux ou le nez qui coule. D'une part, la mère a tendance à croire (ou on lui fait croire) que c'est sa faute, qu'elle n'a pas bien préparé la nourriture, qu'elle n'a pas su la donner, qu'elle a mal élevé son enfant, etc. D'autre part, la mère en fait une question personnelle, comme nous le dit Laura :

> *(…) avec ma fille unique de 18 mois, le problème c'est qu'il n'y a pas moyen de la faire manger. Souvent, ça me met les nerfs en boule lorsque je lui prépare un plat avec amour et qu'après deux cuillerées, elle recrache la nourriture. Que puis-je faire pour qu'elle mange comme Dieu le veut ?*

Non seulement l'enfant n'a pas d'appétit, mais en plus, elle se permet de dédaigner les efforts que sa mère met à préparer les repas. Nous ignorions certes que Dieu avait établi des normes quant à ce que les enfants doivent manger. Aurait-elle voulu dire « comme le pédiatre s'y attend » ?

Certaines voient le problème comme un geste hostile de la part de leur enfant : « Il (elle) refuse tout ce que je lui offre. » Beaucoup de mères m'ont raconté qu'elles pleuraient en donnant à manger à leur enfant. Le pauvre petit se voit parfois mêlé à un faux conflit émotionnel. Au lieu de se poser en termes simples du genre « tu as faim / tu n'as pas faim », la lutte pour la nourriture peut se transformer en un piège du type « tu m'aimes / tu ne m'aimes pas ». On accuse l'enfant de ne pas aimer sa mère parce qu'il ne peut tout simplement pas manger davantage. Et on insinue même souvent - quand on ne le dit pas ouvertement - que sa maman ne l'aimera plus s'il ne mange pas.

Pourquoi en souffrent-ils bien davantage ?

Les familles, en particulier les mères, souffrent des conflits autour de la nourriture. Elles souffrent beaucoup. Comme l'écrit l'une d'elles : « C'est horrible d'avoir peur qu'arrive l'heure du repas. »

Si la mère a peur, imaginez comment se sent l'enfant ! Si forte que soit votre angoisse, rappelez-vous toujours que votre enfant souffre encore plus. Il ne se moque pas de vous, il ne vous manipule pas, il ne fait pas le malin, il n'affiche pas son esprit d'opposition… Il est tout simplement terrorisé !

Je m'inquiète pour mon fils (15 mois), car il ne mange pas. Il garde la nourriture dans sa bouche et, après un moment, il la crache. Il pleure pendant tout ce temps. Il ne cesse de pleurer que lorsque j'arrête de lui donner à manger.

Pour la mère, il y a toujours une issue, une consolation, un espoir. Vous êtes inquiète parce que votre enfant ne mange pas, angoissée car vous craignez qu'il tombe malade, accablée par la famille et les amis qui vous regardent en déclarant « Il faut qu'il mange plus », comme s'ils vous accusaient de négligence. Vous vous sentez repoussée par un enfant qui, de façon incompréhensible, refuse ce que vous lui offrez avec tant d'amour. Vous vous sentez coupable en voyant votre enfant pleurer et vous pensez que vous lui faites du tort… Mais il est également vrai que vous êtes une personne adulte, dotée de toutes les ressources de son intelligence, son éducation et son expérience. Une personne qui peut compter sur l'amour et l'appui de sa famille et de ses amis, lesquels ont probablement pris votre part dans ce conflit. Votre univers, bien que centré pour le moment sur l'éducation de votre enfant, ne se limite pas à cette seule tâche. Vous avez un passé et un avenir, des goûts personnels, peut-être même une carrière. Vous avez une explication, qu'elle soit exacte ou non, pour ce qui se passe. Vous savez pourquoi vous obligez votre enfant à manger (même si vous ignorez parfois pourquoi il ne mange pas). Et dans les moments de grand désespoir, vous vous répétez sans cesse que tout cela est pour son bien. De plus, vous gardez espoir, puisque vous savez pertinemment que les enfants plus âgés mangent seuls, et que cette période difficile ne durera que quelques années.

Et votre enfant ? Quel passé, quel avenir, quelle éducation, quels amis, quelles explications rationnelles, quels espoirs a-t-il ? Votre enfant n'a que vous.

La mère est tout pour son bébé. Elle représente la sécurité, l'amour, la chaleur, la nourriture. Il est heureux dans ses bras; quand sa mère s'éloigne, il pleure à fendre l'âme. Pour exprimer un besoin ou face à une difficulté, il n'a qu'à pleurer; sa mère accourt à l'instant et tout s'arrange.

Depuis quelque temps toutefois, quelque chose a changé. Il pleure parce qu'il a trop mangé, mais sa mère, plutôt que d'être à l'écoute comme d'habitude, entend l'obliger à manger encore plus. Pire encore : sa douce insistance du début se transforme rapidement en réprimandes, en supplications et en menaces. L'enfant ne comprend pas pourquoi. Il ignore s'il a mangé plus ou moins que ce que dicte le livre, ou le pédiatre, ou que ce qu'a mangé l'enfant de la voisine. Il n'a jamais entendu parler de calcium ni de fer ni de vitamines. Il ne peut comprendre que vous croyez faire tout ça pour son bien. Tout ce qu'il sait, c'est qu'il a mal au ventre d'avoir pris autant de nourriture, et qu'on lui en donne encore plus. Pour lui, ce comportement de sa mère est aussi incompréhensible que si elle le tapait ou le laissait passer la nuit tout nu sur le balcon.

Plusieurs enfants passent des heures, souvent jusqu'à six heures par jour, à « manger », ou, plus exactement, à se disputer avec leur mère devant un plat de nourriture. L'enfant ne sait pas pourquoi. Il ne sait combien de temps ça durera (c'est-à-dire qu'il croit que ça durera éternellement). Personne ne lui donne raison, personne ne l'encourage. La personne qu'il aime le plus au monde, la seule personne en qui il peut avoir confiance, semble s'être retournée contre lui. Son univers entier s'écroule.

Théorie de base

De nombreux livres et articles de revues ont traité du manque d'appétit des enfants. De plus, des amies, des voisines et d'autres membres de la famille donnent aussi des conseils à ce sujet. Leurs avis diffèrent souvent et ils sont parfois même diamétralement opposés. Ces différences proviennent en partie des réponses (pas toujours explicites) que chacun a données à deux questions fondamentales :

1. L'enfant mange-t-il suffisamment ou devrait-il manger plus ?
2. L'enfant est-il victime ou coupable de cette situation ?

Ceux qui considèrent que ces enfants devraient manger davantage attribuent la situation à diverses causes et proposent différentes solutions :

1. La *discipline*. En réalité, c'est la « faute » des parents qui ont « mal élevé » leur enfant en satisfaisant tous ses caprices et en lui permettant d'obtenir tout ce qu'il veut.
2. Le *marketing*. L'enfant ne mange pas parce qu'on n'a pas su lui « vendre » le produit. Il faut lui donner à manger dans une ambiance tranquille et détendue, dans de la vaisselle aux motifs « enfantins », etc.
3. La *cuisine créative*. L'enfant se lasse de la monotonie de sa diète. Il faut varier les saveurs et les textures et préparer des plats alléchants : façonner une souris avec du riz et lui faire des oreilles en jambon, ou fabriquer une face de clown avec de la purée de pomme de terre en la décorant avec des poivrons et des olives.
4. La *physiothérapie*. On doit faire des massages aux joues de l'enfant, chaque jour depuis la naissance, pour « stimuler et renforcer » les muscles servant à la mastication.
5. Le *laissez-faire*. L'enfant refuse de manger pour montrer son opposition à ceux qui le forcent à manger. Si vous cessez de l'obliger à manger, il mangera davantage.

Je ne suis d'accord avec aucune de ces théories. Celle que j'expose dans ce livre ressemble beaucoup à la théorie que j'ai appelée « laissez-faire ». Cependant, il existe une différence fondamentale : je ne crois pas que l'enfant mangera davantage si on cesse de l'y obliger, parce que je ne crois pas qu'il ait besoin de plus de nourriture. Bien sûr, il arrive que certains enfants mangent un peu plus. J'ai pu observer une prise de poids subite chez des enfants dès qu'on a arrêté de les forcer à manger, mais ils prenaient à peine 100 ou 200 g, et l'effet ne se faisait sentir que pendant quelques jours. Ce qui ne m'étonne pas du tout, car je suis convaincu que, même le désir naturel d'un enfant de s'opposer à l'oppression, ne peut être responsable du fait qu'il mange beaucoup moins que ce qu'il devrait. Il « retardera » tout au plus sa faim de quelques petites bouchées, mais il les récupérera rapidement.

L'idée qui consiste à ne pas obliger l'enfant à manger, laquelle constitue l'énoncé central de ce livre, ne devrait pas être considérée comme une « méthode pour ouvrir l'appétit », mais plutôt comme une manifestation de notre amour et de notre respect pour notre enfant. Si vous cessez de l'obliger, votre enfant ne mangera ni plus ni moins qu'avant, mais les souffrances et les batailles qui accompagnaient tous les repas jusqu'à maintenant disparaîtront.

Quant à la deuxième question, à savoir si l'enfant est victime ou coupable, plusieurs auteurs croient que l'enfant qui « ne mange pas » démontre un fort caractère, teste les limites, tire profit de la situation ou manipule ses parents. Je ne suis pas du tout d'accord. Je crois que l'enfant est le plus lésé par cette situation qu'il n'a pas cherchée. Voyez, par exemple, la description de Brenneman (1932), que le prestigieux pédiatre anglais Illingworth cite textuellement dans son livre *The Normal Child* (1991)[1] :

> Dans un grand nombre de foyers a lieu une bataille quotidienne. D'un côté, l'armée avance en flattant, plaisantant, exhortant, cajolant, dupant, enjôlant, suppliant, faisant honte, grondant, grognant, menaçant, soudoyant, punissant, enseignant et démontrant les bienfaits de la nourriture, pleurant ou faisant semblant de pleurer, faisant le clown, chantant une chanson, racontant une histoire, montrant un livre de dessins, allumant la radio, jouant du tambour chaque fois qu'une bouchée entre dans la bouche avec l'espoir qu'elle descende au lieu de ressortir, faisant même exécuter une petite gigue à grand-maman (des méthodes fréquentes dans la vraie vie et observées au quotidien).

Jusqu'ici, je suis parfaitement d'accord. J'ajouterais plus ou moins ceci : « De l'autre côté, le pauvre enfant se défend du mieux qu'il peut en fermant la bouche, en crachant la nourriture ou en vomissant. » Cependant, Brenneman voit cela de façon bien différente :

> De l'autre côté, un petit tyran défend la forteresse, bien décidé à ne pas se rendre sauf à ses propres conditions. Ses deux armes les plus puissantes sont le vomissement et la perte de temps.

Pourquoi un tyran ? L'enfant est toujours celui qui souffre le plus dans ce genre de conflit. Un enfant ferait tout ça pour réussir à obtenir un yogourt aux fraises au lieu de légumes et de viande ? Les enfants ont mille méthodes beaucoup plus pratiques et agréables d'obtenir un yogourt aux fraises. Croyez-vous réellement que se battre pendant plus d'une heure avec sa propre mère, cracher, pleurer, crier et vomir ne sont que « jouer la comédie » pour obtenir un yogourt aux fraises ?

Première partie

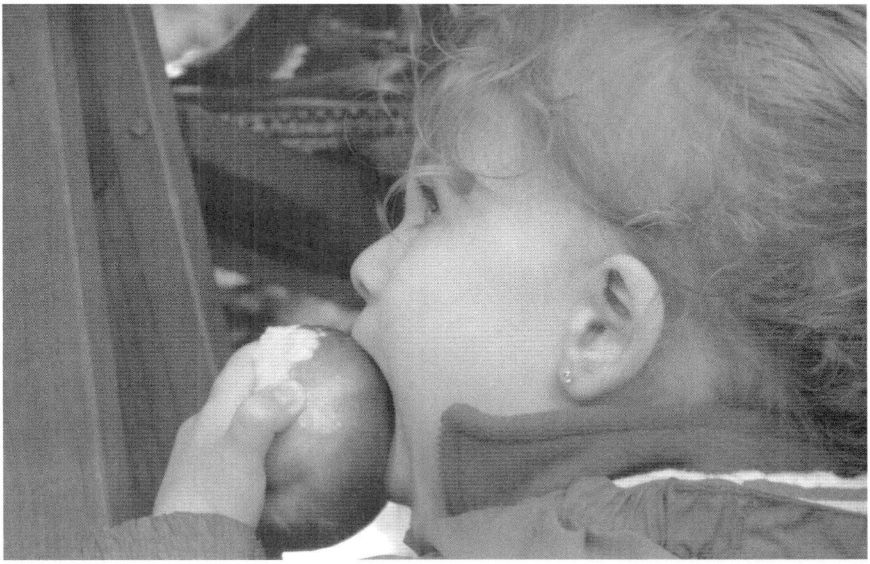

Myriam

Les causes

Chapitre 1

Comment tout cela commence

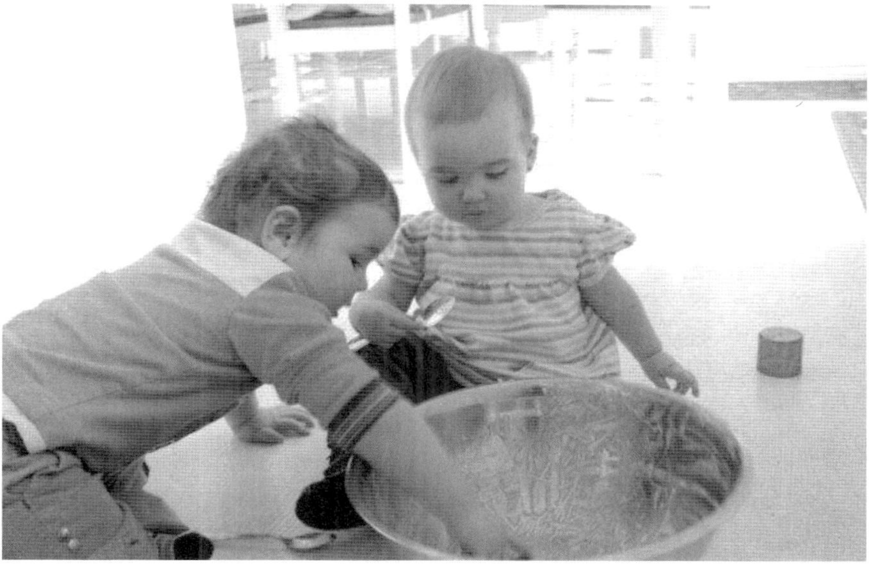

Zachary et Marie-Laure

À quoi ça sert de manger ?

Comme avait l'habitude de dire ma mère, le bon Dieu aurait pu nous faire de façon qu'on n'ait pas besoin de manger. Aux prises chaque jour avec l'éternel dilemme des mères de famille « Que vais-je préparer à manger aujourd'hui ? », je dois lui donner raison.

Il est vrai que c'est un embêtement. Mais nous sommes ainsi faits : nous avons besoin de manger. Vous êtes-vous déjà demandé pourquoi ?

Sans entrer dans les complexités philosophiques, nous pourrions dire que la nourriture a trois fonctions principales : nous mangeons pour rester en vie, pour grandir (ou grossir) et pour bouger.

- Pour *rester en vie.* Notre corps a besoin d'une grande quantité de nourriture tout simplement pour continuer de fonctionner. Même si nous passions 24 heures par jour à dormir, même si notre période de croissance était terminée, nous continuerions d'avoir besoin de nourriture.

- Pour *grandir ou grossir.* Nos muscles et nos os, notre sang et notre graisse, sans oublier nos cheveux et nos ongles, sont formés de ce que l'on mange.

- Pour *bouger, travailler, jouer*… Il faut avoir de l'énergie pour bouger. Tout le monde sait que les sportifs ou les ouvriers ont besoin de plus de nourriture que les employés de bureau, et que l'exercice ouvre l'appétit.

Combien de nourriture un enfant doit-il manger ?

Pourquoi les enfants mangent-ils ?

- Pour *rester en vie.* La quantité de nourriture dont a besoin un organisme, à part ce qui est requis pour le travail et la croissance, dépend principalement de sa taille. Un éléphant mange plus qu'une vache, et une vache plus qu'une brebis. Si vous vous achetez un chien, prenez soin d'en choisir la race : un berger allemand mange beaucoup plus qu'un caniche miniature.

Si les enfants ne grandissaient pas, ils auraient besoin de beaucoup moins de nourriture qu'un adulte parce qu'ils sont beaucoup plus petits.

- Pour *bouger.* Les petits enfants bougent beaucoup, et on entend souvent des phrases comme : « Je ne sais pas où il prend toute cette énergie, il mange si peu » ou « C'est sûr qu'il n'engraisse pas, il brûle tout ».

Mais en regardant les choses froidement, on constate que beaucoup d'enfants ne bougent pas tant que ça. Les nouveau-nés ne bougent presque pas et les enfants d'un an marchent peu et lentement. Ils vont partout, mais dans les bras de quelqu'un ou en poussette. Ils ne travaillent pas vraiment. Ils ne lèvent pas de poids, même pas leur propre poids. Un adulte dépense beaucoup plus d'énergie qu'un enfant pour couvrir la même distance, parce qu'il faut plus d'énergie pour déplacer 60 kg que pour en déplacer 10. « Juste à le regarder, on se fatigue. » C'est peut-être vrai, mais il est peu probable qu'un petit enfant consomme plus d'énergie en jouant qu'une mère de famille qui va faire ses courses.

- P*our grandir*. Si un enfant grandit plus vite, il aura besoin de plus de nourriture. Mais les enfants ne grandissent pas toujours au même rythme.

À quel moment de sa vie une personne grandit-elle le plus? Avant sa naissance. En seulement neuf mois, une simple cellule pesant beaucoup moins d'un gramme se transforme en un beau bébé de 3 kg. Heureusement, durant cette période, nul n'est besoin de lui donner à manger, car tout lui arrive automatiquement par le placenta, « directement dans les veines ».

Plusieurs diront qu'après la naissance la période de croissance la plus rapide est l'adolescence, la fameuse « poussée de croissance ». Il n'en est rien. Pendant cette « poussée », la croissance est censée être de moins de 10 cm et moins de 10 kg par année. Pendant la première année, un nouveau-né croît de 20 cm et grossit de 6 à 7 kg. En d'autres mots, il triple, ou presque, son poids. Il ne le triplera plus avant sa dixième année. Sauf pendant sa vie intra-utérine, jamais une personne ne grandira aussi rapidement que pendant sa première année. (Tous ces chiffres sont des moyennes arrondies; chaque enfant est différent, personne ne devrait donc s'inquiéter si la taille de son enfant diffère de ces chiffres de quelques kilogrammes ou de quelques centimètres.)

On calcule que, dans les quatre premiers mois, les bébés utilisent pour leur croissance 27 pour cent de ce qu'ils mangent[2]. Entre six et douze mois, ils n'en utilisent plus que 5 pour cent, et dans leur deuxième année, à peine

3 pour cent. Cette croissance rapide explique pourquoi les bébés mangent autant. Compte tenu de leur petite taille et du peu d'exercice qu'ils font, il leur suffirait de beaucoup moins de nourriture s'ils n'étaient pas en train de grandir.

Les bébés mangent-ils beaucoup ? Si vous ne le croyez pas, nous pouvons faire un petit jeu. Supposons qu'un enfant n'est pas en période de croissance et qu'il n'a besoin que d'une quantité de nourriture proportionnelle à sa taille. C'est donc dire qu'un enfant de 30 kg doit manger le double de ce que mange un enfant de 15 kg, mais la moitié de ce que mange un adulte de 60 kg. (Évidemment, la proportion n'est pas exacte; que les nutritionnistes ne se fâchent pas. En réalité, les petits animaux mangent proportionnellement plus que les gros. Je veux simplement que nous nous fassions une idée graphique de la relation entre la taille et l'appétit.)

Selon cette proportion, si un bébé de 5 kg boit trois quarts de litre de lait par jour, une femme de 50 ou 60 kg devra en prendre 10 ou 12 fois plus, c'est-à-dire entre sept et demi et neuf litres de lait. Pourriez-vous avaler tout ça ? Bien sûr que non. Pour sa taille, votre enfant mange beaucoup plus que vous. Beaucoup, beaucoup plus. Et cette différence est due, en bonne partie, au fait que votre enfant est en pleine croissance et pas vous.

Manger pour vivre ou vivre pour manger

Un des grands mythes relatifs à la nutrition des jeunes enfants est celui selon lequel « Tu dois manger pour grandir ». En d'autres mots, plusieurs croient que la croissance est une conséquence de l'alimentation. Il n'en est rien. La croissance ne se verra affectée qu'en cas de véritable malnutrition. Si vous achetez un caniche miniature, vous pourrez le nourrir sans qu'il vous en coûte trop, tandis que si vous achetez un berger allemand, vous vous ruinerez à acheter de la nourriture pour chiens. Croyez-vous vraiment que si vous lui donniez beaucoup plus de nourriture, votre caniche se transformerait en berger allemand ?

En fait, nous ne grandissons pas parce que nous avons mangé, mais nous mangeons parce que nous grandissons. La taille et la corpulence d'un berger allemand et d'un caniche sont fermement ancrées dans leurs gènes. Chaque animal se voit obligé de manger la quantité d'aliments (ni plus, ni moins) nécessaire à l'atteinte de sa taille normale. La même chose se produit avec les êtres humains : celui qui deviendra un adulte grand et corpulent mangera toujours plus que celui qui sera court et mince.

Entre un et six ans, l'enfant grandit lentement et mange proportionnellement moins que celui de six mois ou celui de douze ans, qui est en pleine période de croissance rapide. Peu importe que vous lui donniez plus de nourriture, il est impossible, absolument impossible, qu'un enfant de deux ans grandisse aussi rapidement qu'un enfant de six mois ou de quinze ans. À l'opposé, il est possible, en retenant un enfant de manger, d'obtenir qu'il grandisse un peu moins, mais l'effet sera minime, à moins que l'enfant ne souffre vraiment de malnutrition. Nous savons, par exemple, que la taille des recrues dans l'armée a augmenté au cours des dernières décennies, ce qui est dû en partie à des changements alimentaires. Toutefois, la différence entre ceux qui ont grandi en temps de guerre et de famine et ceux qui ont profité de tous les avantages des années soixante-dix est d'à peine quelques centimètres.

La taille définitive d'un individu adulte dépend surtout de ses gènes et un peu de son alimentation. Les parents de grande taille ont tendance à avoir de grands enfants. Mais le rythme de croissance en une période déterminée dépend surtout de l'âge et un peu des gènes. Une fille de treize ans, si petite soit sa famille, grandira plus vite qu'une fillette de trois ans et elle aura plus d'appétit.

Pourquoi ils ne veulent pas de légumes

Je ne peux pas faire avaler de légumes à ma fille de six mois.

Je ne suis pas étonné. Mon père de 89 ans n'a jamais mangé de légumes cuits de toute sa vie (à moins que vous ne considériez la sauce tomate comme des légumes cuits, bien sûr), mais il mange un peu de salade. Avant de se marier, quand il devait vivre en pension pendant de longues périodes, à cause de son travail, il racontait toujours à la cuisinière qu'il avait un ulcère d'estomac et que le médecin lui avait interdit les légumes. Bien que cette diète paraisse invraisemblable, il réussissait à obtenir qu'on lui prépare des repas spéciaux en fonction de sa « maladie ». À cause de cette aversion particulière, on ne mangeait jamais de légumes à la maison parce que ma mère n'en achetait pas.

En me documentant pour écrire ce livre, et mon père étant la personne, parmi toutes celles que je connaisse, qui haïssait le plus les légumes, je lui en ai demandé les raisons. Sa réponse a été la suivante : « Parce qu'ils ont voulu m'obliger à en manger. Ma mère me servait des légumes, même si je lui disais que je n'en voulais pas. Plus je refusais d'en manger, plus elle insistait jusqu'à ce que je sois puni et que j'aille au lit sans dîner. » Il a ajouté que, même pendant la guerre, personne n'avait réussi à lui faire manger des légumes. Une fois, il avait même passé trois jours sans manger, car il n'y avait que des légumes au menu.

Au début des années 1900 (voir l'appendice *Un peu d'histoire*), on introduisait très tard les légumes dans la diète d'un enfant, vers l'âge de deux ou trois ans, et avec de grandes précautions. Les enfants étaient tout à fait bien sans eux parce qu'ils étaient allaités, et que le lait maternel fournit toutes les vitamines nécessaires. Quand l'allaitement artificiel s'est répandu, les bébés ont commencé à souffrir de carences en vitamines (dû au fait que les fabricants ont mis des décennies avant d'ajouter les vitamines nécessaires aux laits artificiels), et il a fallu commencer à leur offrir les fruits et les légumes plus tôt. Il y avait toutefois un problème : leur basse concentration calorique.

Les petits enfants ont un estomac encore plus petit. Ils ont besoin de nourriture concentrée, avec beaucoup de calories en bas volume. C'est là l'une des causes de la malnutrition infantile. Dans plusieurs pays, les enfants sont sous-alimentés mais pas les adultes. Il serait faux de croire que les adultes mangent tout et ne laissent rien aux enfants. Les parents (et surtout les mères – même dans ce domaine, on voit la différence), ici comme à Tombouctou, prennent grand soin de leurs enfants. Les mères renoncent sans hésiter à leur nourriture pour alimenter leurs enfants. Le problème est que, souvent, la seule nourriture disponible consiste en légumes et en tubercules, qui contiennent beaucoup de fibres mais peu de calories. Les adultes peuvent manger tout ce dont ils ont besoin, car leur estomac est suffisamment grand. Et tout aliment mangé en quantité suffisante fait engraisser. Les petits enfants, même s'ils le veulent, ne peuvent manger la quantité de légumes nécessaire parce que leur estomac ne peut la contenir toute.

Le lait maternel contient plus de 70 kcal (kilocalories, bien que la plupart des gens les appellent simplement « calories ») par 100 g; le riz cuit 126 kcal, les pois chiches cuits 150 kcal, le poulet 186 kcal, la banane 91 kcal, mais la pomme contient 52 kcal par 100 g, l'orange 45, la carotte cuite 27, le chou cuit 15, les épinards cuits 20, les haricots verts 15, la laitue crue 17 kcal par 100 g. Et ce, en supposant que les aliments ont été bien égouttés, car si l'eau de cuisson est incluse, ils sont encore moins « substantiels ».

Il y a quelques années, un chercheur[3] a eu la curiosité d'analyser les purées de légumes avec de la viande préparées par diverses mères madrilènes pour leurs enfants; la concentration calorique moyenne était de 50 kcal par 100 g. C'est une moyenne, car quelques-unes contenaient à peine 30 kcal par 100 g. Et ce, avec de la viande; imaginez les légumes seuls. Vous vous étonnez encore que votre enfant préfère le sein à la purée ? Vous croyez encore ces gens qui vous disent que « Cet enfant doit manger plus de purée parce qu'il n'engraissera pas avec du lait maternel seulement » ?

Si on les laisse faire, les petits enfants ne détestent pas les légumes. Ce n'est pas une question de goût. En général, ils vont accepter volontiers de petites quantités de légumes qui sont riches en vitamines et minéraux essentiels, mais quelques cuillerées à peine. Comme les légumes sont « bons pour la santé », on tente parfois de leur en donner une assiette entière. Et, pour comble d'insulte, on veut leur offrir ce plat de légumes au lieu du sein ou du biberon, qui contient souvent le triple de calories ! « Ils veulent me faire mourir de faim », pense l'enfant qui n'en revient pas et, naturellement, il refuse d'accepter un tel marché de dupes. Ainsi commence le combat, et l'enfant peut développer une telle aversion pour les fruits et les légumes que, plus tard, quand il grandira et que son estomac sera devenu assez grand, il n'en voudra pas non plus.

Plusieurs cessent de manger à un an

Comme on l'a vu, les bébés mangent beaucoup plus, par rapport à leur taille, que les adultes. Cela signifie que, tôt ou tard, en grandissant jusqu'à devenir des adultes, ils devront commencer à manger moins. Plus tôt que tard, à la grande surprise et terreur de nombreuses mères. En général, les enfants « arrêtent de manger » à l'âge d'un an. Certains cessent déjà à neuf mois; d'autres continuent jusqu'à un an et demi ou deux ans. Très peu ne cessent jamais de manger, tandis que d'autres « n'ont jamais beaucoup mangé depuis qu'ils sont nés ».

La cause de ce changement vers l'âge d'un an est la diminution du rythme de croissance, comme nous l'avons vu précédemment. Au cours de la première année, les bébés engraissent et croissent plus rapidement qu'au cours de n'importe quelle autre période de leur vie extra-utérine. En revanche, au cours de la deuxième année, la croissance est beaucoup plus lente : quelque 9 cm et environ 2 kilos. Ainsi, des trois principaux chapitres de la dépense énergétique, l'énergie nécessaire pour bouger augmente, parce que l'enfant bouge plus; et l'énergie nécessaire pour rester en vie augmente aussi, parce que l'enfant est plus grand. Par contre, l'énergie nécessaire à la croissance diminue de façon spectaculaire. Il en résulte que l'enfant a besoin de manger la même quantité de nourriture ou moins. Selon les calculs des experts, les enfants d'un an et demi mangent un peu plus que ceux de neuf mois; cela n'est toutefois que la moyenne et plusieurs enfants d'un an et demi mangent en réalité moins que lorsqu'ils avaient neuf mois. Les parents, ignorant ce fait, se forgent un raisonnement apparemment logique : « Si à un an il mange autant, à deux ans il mangera le double. » Résultat : une mère qui essaie de donner deux fois plus de nourriture à un enfant qui n'en a besoin que de la moitié ou même moins. Le conflit est inévitable et violent.

Pendant combien de temps les enfants peuvent-ils tenir sans manger? La situation est habituellement transitoire. Conseillée par la grand-mère, la voisine ou le pédiatre, la mère a généralement confiance que ça « passera ». En effet, vers l'âge de cinq ou sept ans, comme leur taille corporelle augmente, de nombreux enfants commencent à manger un peu plus qu'avant. Mais cette petite augmentation est rarement suffisante pour combler les espoirs de leur famille. D'une part, la quantité de nourriture dont chaque individu a besoin varie beaucoup, et certains enfants mangent beaucoup plus ou beaucoup moins que leurs compagnons du même âge et de même taille. D'autre part, les attentes des parents peuvent différer sensiblement. Des mères seraient heureuses que leur enfant termine son assiette de macaronis, tandis que d'autres voudraient qu'il mange en plus du bifteck et des pommes de terre, une banane et un yogourt. Pour une raison ou pour une autre, nombreux sont les enfants qui continuent à « ne pas manger » jusqu'au début de l'adolescence. Puis, quand les années de lente croissance cèdent la place à la « poussée de croissance » de l'adolescence, les garçons et les filles ont un appétit insatiable et, au grand étonnement et au grand plaisir de leur mère, ils prennent le réfrigérateur d'assaut et s'empiffrent de tout ce qui leur tombe « sous la dent ».

Une mère, Christine, se rappelle clairement du moment où son fils, à l'âge de 15 mois, a cessé de manger :

> *Mon enfant de 16 mois a toujours bien mangé : purée de légumes avec poulet, poisson ou œufs, fruits, riz, pâtes; ce qu'il n'a jamais vraiment aimé, ce sont les céréales de bébé. Il tenait aussi à manger seul et nous le laissions faire (même s'il mangeait moins de cette façon). Le problème a commencé il y a un mois. Il ne veut plus manger! Ce n'est pas qu'il refuse une sorte de nourriture et qu'il en accepte une autre; il mange deux ou trois cuillerées et il n'en veut plus. Nous avons tout essayé : lui offrir des légumineuses, des aliments de consistance différente, l'amuser avec divers*

objets (même ses grands-parents le sortent sur la terrasse pour lui donner à manger).

Il vaut la peine de s'arrêter à un autre commentaire que Christine a fait en passant : son fils « tient » à manger seul, mais de cette façon, il mange moins. Vers l'âge d'un an, les enfants traversent normalement une phase au cours de laquelle ils veulent manger seuls et s'amusent à le faire. Bien sûr, ils mangent moins, prennent plus de temps à s'alimenter et se salissent. Si la mère est prête à vivre avec ces petits inconvénients, son enfant continuera probablement à manger seul pour le reste de ses jours. Si pour des raisons de rapidité et de commodité (et surtout pour qu'il mange davantage), la mère décide de lui donner elle-même à manger, il est probable qu'elle regrettera sa décision dans quelques années. En général, les enfants de deux ou trois ans ne démontrent pas spontanément, comme à un an, la même envie de manger seuls.

D'autres n'ont jamais bien mangé de toute leur vie

Certains cas de « manque d'appétit » commencent beaucoup plus tôt, au cours des premiers mois ou des premières semaines. Chaque être humain est différent et certains enfants ont besoin de beaucoup moins de nourriture que d'autres. Dans d'autres cas, l'enfant mange la même chose que les autres, mais sa mère ne le sait pas. Voyons un cas typique :

Les problèmes ont commencé à l'hôpital. Chaque fois que je voulais lui donner le sein, il se mettait à pleurer. En insistant beaucoup, il tétait un moment puis arrêtait. Ça recommençait chaque deux ou trois heures. Une fois à la maison, les choses ont empiré. Mon bébé pleurait toute la journée. Pendant tout ce temps, j'essayais de lui donner le sein, mais il avait l'air de ne pas vouloir téter. Mon fils aîné pleurait, lui aussi, parce que je ne lui accordais pas assez de temps. Après 3 semaines, je n'en pouvais plus et j'ai commencé à lui donner le biberon. Au début, les choses ont semblé s'améliorer, mais maintenant lui donner à boire est exaspérant. Il me faut une heure ou plus pour qu'il prenne 100 ou 120 ml; il y a des boires où il n'en boit que 70 ml. La seule fois où il boit bien est après le bain, quand – avec toute la patience du monde – je réussis à lui faire boire 180 ml, pour un total d'entre 600 et 700 ml pour la journée. Quant au poids, il en prend peu, souvent moins de 100 g par semaine. Aujourd'hui, à trois mois, il pèse 5,800 kg.

Le fils d'Angèle a un poids tout à fait normal; tout près de la moyenne qui est de 5,980 kg à trois mois. Ce qu'il boit (700 ml de lait équivalent à 490 kcal) est aussi normal, même si c'est probablement moins que ce qu'on lui a recommandé. Plusieurs livres recommandent à cet âge entre 105 et 110 kcal par kilogramme (quelque 900 ml de lait par jour dans le cas qui nous occupe). Des données plus récentes[4] indiquent toutefois que les besoins moyens sont de 88,3 kcal/kg et que le minimum requis à deux écarts type de moins est de 59,7 kcal/kg, ce qui représente pour cet enfant 732 ml et 495 ml de lait. Pour récapituler pour ceux qui se seraient perdus dans tous ces chiffres, la moitié des enfants de trois mois qui boivent au biberon ont besoin de moins de 730 ml et certains n'en prennent que 500 ml par jour. Toutefois, plusieurs livres recommandent encore 900 ml et certains arrondissent pour dire simplement « un litre ». Ces chiffres représentent les besoins nets. En réalité, les enfants en boivent généralement un peu plus et régurgitent ensuite une partie de ce qu'ils ont pris. Des 380 enfants mâles de trois mois en santé étudiés par Fomon[2], 5 pour cent prenaient moins de 660 ml (et cela, c'est ce que le bébé avait réellement ingéré).

Ceux qui font « à peine le poids »

Dans d'autres cas, le problème ne vient pas de tétées « trop courtes », mais bien d'un poids « trop bas ». Il existe dans le monde des gens de toutes les tailles et, chaque matin, en allant faire nos courses, nous croisons des gens qui pèsent 50 kg et d'autres qui en pèsent 100. Croyez-vous que ces gens avaient le même poids à trois mois ? Pourquoi avons-nous tant de peine à accepter les différences de poids chez les enfants ?

J'ai une petite de trois mois que j'allaite. Jusqu'à maintenant, elle prenait du poids à raison de 200 à 250 g par semaine. Il y a deux semaines, je l'ai amenée chez le pédiatre qui l'a pesée. Elle n'avait pris que 80 g. Elle est née à presque 3,200 kg et elle était rendue à 5,820 kg. Le pédiatre m'a recommandé de lui donner un biberon de lait artificiel, mais elle le refuse. J'ai acheté d'autres marques de lait et de tétines, mais elle les refuse toutes. Elle se met à pleurer et ne veut pas prendre le biberon, même si je lui refuse le sein pendant quatre ou cinq heures. J'ai essayé d'ajouter un peu de céréales au lait et de le lui donner à la cuillère, mais elle refuse cela aussi. Elle ne veut que le sein. Ça ne peut pas continuer ainsi. J'ai peur pour sa santé, car elle n'engraisse pas, et le pédiatre dit que son poids est en bas de la limite.

Mais de quelle limite ? Selon les tableaux de l'OMS, le poids de cette enfant se trouve dans la moyenne. Elle devrait peser entre 4,600 et 7,400 kg. Elle a pris 2,620 kg en trois mois, plus de 850 g par mois. La seule limite qui a été dépassée ici est celle de la patience de la mère. Combien d'heures d'angoisse, combien de voyages à la pharmacie pour acheter de nouveaux biberons et de nouvelles sortes de lait, et cela simplement parce que quelqu'un s'est trompé de limite ? Combien de biberons un enfant doit-il refuser pour montrer qu'il n'en veut pas ?

Ce cas illustre deux problèmes fondamentaux : d'un côté, l'interprétation générale des courbes de croissance et, de l'autre, le rythme de croissance des enfants allaités.

Qu'est-ce qu'une courbe de croissance et à quoi sert-elle ?

Ceci est une courbe de croissance. Pure invention; n'y cherchez pas vos enfants ! Nous l'avons simplement inclus pour expliquer ce que les lignes signifient. Il existe plusieurs courbes de croissance distinctes : celles des États-Unis (dont l'OMS recommandait l'utilisation partout dans le monde, jusqu'à ce qu'elle publie ses propres courbes) et celles des autres pays qui ont voulu avoir leurs propres courbes de croissance pour ne pas être en reste : France, Angleterre, Espagne, etc. Bien sûr, elles diffèrent, et si un pédiatre ou une infirmière les consultaient toutes, ils pourraient passer des dimanches après-midi entiers à les comparer entre elles.

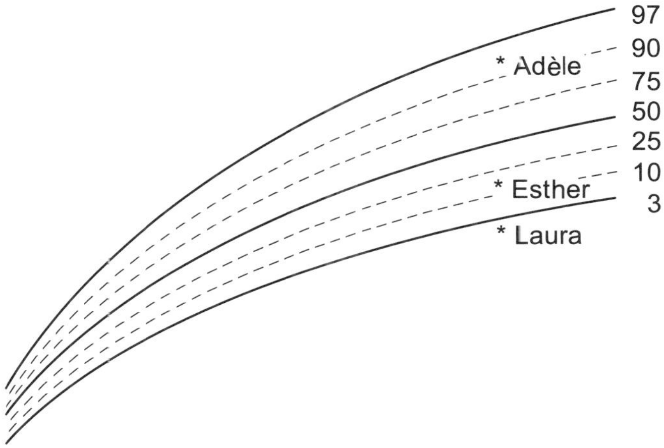

Figure 1

Les numéros sur la droite s'appellent des « percentiles ». Le 75e percentile signifie que sur 100 enfants en santé, 75 sont en bas de la ligne et 25 sont au-dessus. Dans quelques graphiques, les limites extrêmes ne sont pas 97 et 3, mais bien 95 et 5.

D'autres graphiques n'utilisent pas les percentiles, mais la moyenne et les écarts types. Ces tableaux présentent, de bas en haut, cinq lignes qui correspondent à -2, -1, moyenne, +1, +2 d'écart type (ou « standard »). Nous, les pédiatres, parlons de ces lignes en toute confiance, comme s'il s'agissait de notre famille, et nous nous exprimons avec des phrases comme « la taille est à -1, mais le poids est à -2 ». À titre indicatif, disons que 16 pour cent des enfants en santé se situent en bas du « -1 » et un peu plus de 2 pour cent se situent en bas du « -2 ».

Nous avons inclus dans notre graphique le poids de trois fillettes imaginaires du même âge. Adèle a un poids parfaitement normal, mais il y aurait à peine 6 pour cent des fillettes de son âge qui ont un poids supérieur. Esther, bien qu'elle pèse un kilo et demi de moins, a elle aussi un poids tout à fait normal, mais 85 pour cent des fillettes de son âge pèsent plus qu'elle. Nous ne pouvons nullement affirmer qu'Esther « ne va pas bien », « est de faible poids » ou qu'elle fait « tout juste le poids ». Vouloir que les enfants passent au-dessus de la moyenne constitue une erreur très fréquente; la moitié des enfants, par définition, sont en deçà du 50e percentile.

Et Laura ? Elle se situe en bas de la dernière ligne et souvent on interprète cela comme si son poids n'était « pas normal ». Mais attention ! La dernière ligne est le 3e percentile; ce qui signifie que 3 pour cent des enfants en santé se situent plus bas. Cette ligne n'est pas une frontière qui sépare les enfants en santé des enfants malades, mais bien un avertissement au pédiatre : « Attention, examinez bien Laura. Même si elle est probablement en santé, il se peut aussi qu'elle soit malade ». Comment le pédiatre est-il supposé reconnaître quels enfants sous le 3 pour cent sont en santé et lesquels sont malades ? Eh bien, c'est pour cela qu'il a fait des études en médecine.

Nous avons beaucoup insisté sur le fait que 25 pour cent des enfants en santé se situent en bas du 25e percentile. Les courbes de croissance sont établies en pesant des centaines, voire des milliers d'enfants en santé. Naturellement, si un enfant naît prématurément, ou qu'il est atteint de trisomie ou d'une grave maladie du cœur, ou qu'il est admis à l'hôpital durant des semaines pour de violentes diarrhées, on n'utilisera pas son poids pour calculer la moyenne des courbes de croissance normale. Et c'est pour cette raison que votre enfant ne suivra pas les courbes normales s'il a souffert des maladies mentionnées ou de problèmes semblables. Si un enfant qui souffre d'une maladie chronique (ou qui a souffert depuis peu d'une maladie aiguë) est de « faible poids », ce n'est pas parce qu'il ne mange pas, mais bien parce qu'il est malade. Le forcer à manger ne l'aiderait pas à guérir de sa maladie, mais seulement à le faire souffrir et vomir.

Maintenant, nous avons noté dans notre graphique imaginaire le poids de deux autres fillettes imaginaires. Celle d'en haut est Tamara; son poids, comme vous pouvez le voir, se maintient toujours entre les 90e et 97e percentiles. Certains diront qu'elle « suit sa courbe ».

La ligne d'en bas indique le poids de Maria. Nous pouvons voir qu'à un certain moment son poids se situe au-dessus du 50e percentile, mais plus loin il s'approche du 10e percentile. Que se passe-t-il avec Maria ?

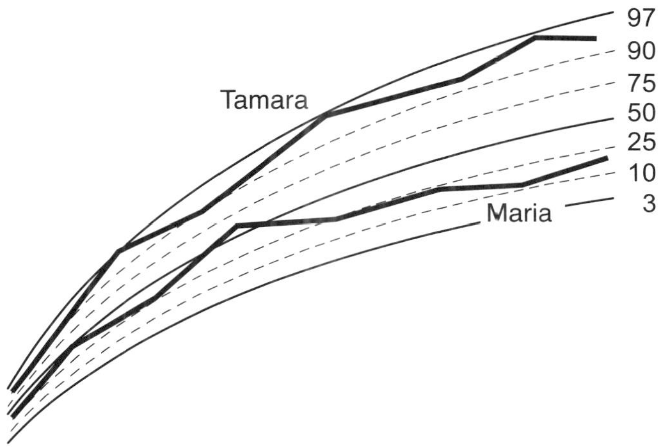

Figure 2

Probablement rien. Évidemment, si la courbe devait changer trop rapidement ou trop abruptement, son pédiatre ferait bien de l'examiner avec toute l'attention voulue afin de s'assurer qu'il n'y a pas un problème sous-jacent. Mais il y a fort à parier qu'il ne lui trouverait rien qui cloche. À vrai dire, les courbes de croissance ne sont pas des cartes géographiques qu'il faut suivre, mais plutôt des représentations mathématiques de fonctions statistiques complexes. Les lignes des percentiles ne correspondent pas à la prise de poids d'un enfant en particulier, et le poids d'un enfant en particulier n'a pas à correspondre à aucune de ces lignes. Le prochain graphique vous aidera à mieux comprendre.

Dans le seul but de nous assurer une petite place dans l'histoire de la pédiatrie, au lieu de copier les courbes de croissance des États-Unis ou de l'Espagne, nous avons inventé nos propres courbes de croissance (les premières courbes de croissance virtuelles, puisque nous n'avons pesé que des bébés imaginaires). Nous avons commencé par peser deux fillettes au cours de leur première année et nous avons obtenu les deux lignes grasses.

Nous avons calculé la moyenne du poids des deux fillettes et avons obtenu la ligne plus mince qui se trouve au centre. Une des fillettes était au-dessus de la moyenne et, plus tard, en deçà; l'autre a commencé en deçà et,

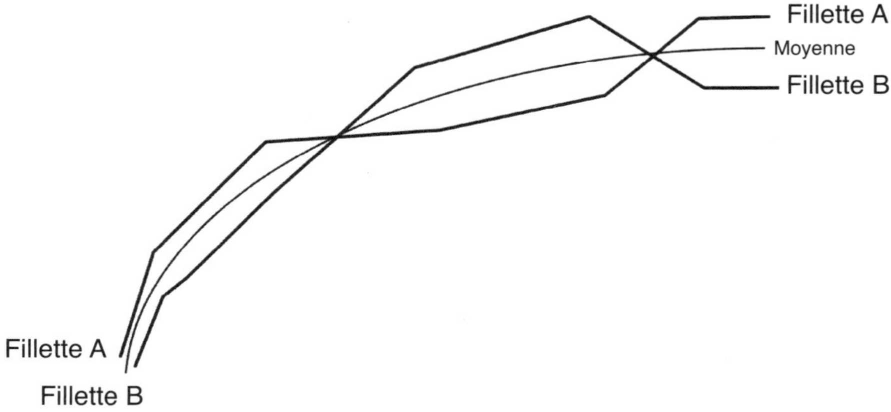

Figure 3

plus tard, elle s'est retrouvé au-dessus. Aucune d'elle ne correspond à la moyenne. Pourrait-on dire que les deux fillettes ont des problèmes de nutrition parce qu'elles ne « suivent pas leur courbe » ? Bien sûr que non. C'est la moyenne qui ne suit pas la courbe des fillettes.

Naturellement, les vraies courbes de croissance ne sont pas calculées à partir du poids de deux enfants, mais de plusieurs centaines. Voyez-vous comme les choses peuvent se compliquer ?

La croissance du bébé allaité

La prise de poids de Maria, que nous avons vue dans le graphique de la page 45, est assez typique des bébés allaités. Les courbes de croissance utilisées habituellement ont été établies il y a plusieurs années, quand beaucoup d'enfants étaient nourris au biberon, et que ceux qui étaient nourris au sein ne l'étaient que durant quelques semaines. De nos jours, où de plus en plus d'enfants sont allaités pendant des mois, on s'aperçoit qu'ils ne suivent pas ces courbes. Dans les années quatre-vingt-dix, diverses études[5,6] aux États-Unis, au Canada et en Europe démontrèrent que les bébés allaités ont tendance à prendre beaucoup plus de poids au cours du premier mois que ce qu'indiquent les anciennes courbes de croissance nord-américaines, mais qu'ils baissent de percentile par la suite. Vers six mois, ils ont perdu toute l'avance qu'ils avaient prise le premier mois et ils maintiennent jusqu'à l'âge d'un an un poids « bas » selon les anciennes courbes de croissance.

À la suite de ces découvertes, l'OMS a entrepris de réaliser de nouvelles courbes de croissance, basées sur des données de bébés de races différentes allaités pendant plus d'un an. Après plusieurs retards, les nouvelles courbes de croissance ont enfin été publiées en 2006. Vous pouvez les consulter au www.who.int/chilgrowth . Il ne s'agit pas de faire des courbes pour les enfants nourris au sein et d'autres pour les enfants nourris au biberon; on utilise les mêmes courbes de croissance pour tous[7].

Comparativement aux anciennes courbes de croissance nord-américaines, les nouvelles courbes de l'OMS sont plus hautes durant les premiers deux ou trois mois, mais plus basses à partir de six mois. À ce qu'il semble, la différence observée pendant les premiers mois est due au fait que les courbes de croissance nord-américaines avaient été mal conçues, avec très peu de données.

Plusieurs pays ont adopté officiellement les courbes de l'OMS, mais d'ici à ce qu'ils le fassent tous, de nombreuses mères se feront encore dire, vers huit ou neuf mois, que leur enfant est « en bas de son poids ».

Pourquoi la croissance des enfants nourris au sein ne correspond-elle pas à celle des enfants nourris au biberon? On ne le sait pas très bien mais, en tout cas, ce n'est pas la faute des aliments. Durant le premier mois, lorsqu'ils ne boivent que du lait, les bébés allaités pèsent le même poids ou davantage. Entre six et douze mois, lorsqu'ils mangent des aliments solides en plus du lait, les bébés allaités pèsent un peu moins. S'il était vrai que « le lait maternel ne les nourrit pas » (ce qui est une bêtise suprême, car le lait maternel nourrit toujours davantage que le lait artificiel, et davantage aussi que les aliments solides), alors le bébé aurait encore faim et mangerait plus de solides, et il pourrait engraisser tout comme les bébés nourris au biberon. Mais ils ne veulent pas d'aliments solides non plus. La différence est plus profonde : pour une raison ou pour une autre, l'allaitement artificiel donne lieu à un rythme de croissance qui ne coïncide pas avec celui des bébés allaités.

« Nous ne savons pas quelles conséquences peut avoir cette croissance excessive », disait-on dans la première édition de ce livre. Maintenant, nous le savons. Diverses études[8,9] ont trouvé que les enfants qui ont été allaités moins de six mois risquent davantage de souffrir d'excès de poids et d'obésité vers l'âge de quatre ou six ans.

Les enfants ne grandissent pas tous au même rythme

J'ai une fille de huit mois et elle n'a pas pris de poids depuis quatre mois. Son poids est demeuré à 7,450 kg comme à quatre mois, et sa taille a augmenté peu à peu jusqu'aux 71 cm qu'elle mesure maintenant. Son pédiatre m'a dit que si elle ne prenait pas de poids ce mois-ci, il ferait une analyse de sang pour voir si elle ne souffre pas d'une quelconque carence. S'il ne trouve rien, c'est simplement qu'elle manque d'appétit …

Elle mange très peu. De plus, elle refuse la cuillère. Lorsque je l'ai obligée à manger à la cuillère, elle a tout vomi. Je continue donc de tout lui donner au biberon : fruits, purées et céréales.

Assurément, il n'est pas « normal » (dans le sens de « habituel ») qu'une enfant ne prenne pas de poids entre quatre et huit mois. Pour savoir si, en plus d'être « inhabituel », ce cas est « pathologique », il faut prendre en compte d'autres données, telles que l'analyse à laquelle veut procéder le pédiatre pour s'assurer que l'enfant n'est pas malade. Par contre, s'il ne décèle aucune maladie, le mieux sera simplement d'attendre. Elle n'a pas d'appétit et voilà tout. Il n'est pas fréquent non plus d'avoir ce poids à l'âge de quatre mois : pratiquement dans le 95e percentile. Même à huit mois, elle était au-delà de la moyenne.

Toutes les analyses se sont révélées normales. À treize mois, la fillette pesait 8 kg et continuait à refuser de manger. C'est comme si, au lieu d'engraisser à un rythme lent mais soutenu, cette enfant avait engraissé rapidement au cours de ses quatre premiers mois pour s'arrêter ensuite.

Il existe un rythme de croissance qui tend à rendre les parents fous; on l'appelle le « retard constitutionnel de la croissance ». Ce n'est pas une maladie, sinon une variation de la normalité. Il s'agit d'enfants qui ne grandissent pas selon les courbes, mais plutôt « à leur façon ». Ils naissent avec un poids normal et grandissement normalement pendant quelques mois. Puis, à un moment donné, vers trois ou six mois, ils mettent les freins et commencent à grandir plus lentement, autant au niveau du poids qu'à celui de la taille. Ils tendent à « sortir des courbes », se plaçant en deçà du 3e percentile de poids et de taille. Leur poids, il est vrai, est adéquat pour leur taille. Si le pédiatre prescrit des examens complémentaires, ils sont tout à fait normaux. Ils se maintiennent à la limite ou en dehors des courbes pendant des années. Toutefois, entre deux et trois ans, ils commencent à grandir à un rythme normal, demeurant pas très loin du 3e percentile ou le suivant de près. Ils atteignent habituellement la puberté un peu plus tard que les autres enfants et prennent donc plus de temps pour grandir. Ils ont une taille finale parfaitement normale et deviennent des adultes de taille moyenne. Il s'agit d'une caractéristique héréditaire et il est alors rassurant que les grands-parents racontent qu'un parent ou les deux, ou un oncle, « était lui aussi délicat et menu quand il était jeune, et que le médecin lui donnait toujours des vitamines », mais qu'il avait finalement grandi. Voyons ce qui semble être un cas typique :

> *J'ai une fillette de 18 mois que je continue d'allaiter malgré les commentaires négatifs de 99 pour cent des gens. Le problème est que, depuis qu'elle a quatre mois, au moment où je suis retournée travailler, elle n'a plus jamais bien mangé. Elle a commencé à perdre du poids. Elle mesure maintenant 73,2 cm et pèse 8,690 kg. On lui a fait des tests et tout est normal.*

À 18 mois, le 3e percentile (selon les courbes de croissance de l'OMS) est de 8,200 kg et de 75 cm. Toutefois, pour une fillette de 73 cm, le poids est au-dessus du 25e percentile, presque dans la moyenne. Un endocrinologue a vu la fillette, et l'hormone de croissance est l'un des tests qui s'est révélé normal. Il ne reste donc qu'à attendre encore quelques années.

Logiquement, un enfant qui grandit aussi lentement mange moins que les autres.

« Depuis qu'il a contracté ce virus, il a cessé de manger... »

En général, l'appétit va en diminuant lentement, mais il arrive souvent qu'un événement extérieur (une maladie, le début de la garderie, la naissance d'un petit frère, etc.) déclenche le processus :

> *J'ai un bébé d'à peine onze mois. Depuis que j'avais commencé les aliments solides, il mangeait à merveille, et ce, jusqu'à il y a environ quinze jours. Je lui donnais du poisson, du poulet, du veau [...] puis tout à coup, du jour au lendemain, tout a changé. Maintenant, il n'en mange qu'à l'occasion, et pas plus de cinq ou six cuillerées (si je l'oblige à manger plus, il vomit). Certains jours, il accepte de la nourriture quelques fois dans la journée. J'ignore si c'est dû au fait qu'il a eu le rhume pendant deux semaines, avec toux, nez qui coule, fièvre...*

Tout comme les adultes, les enfants perdent l'appétit lorsqu'ils sont malades. Qui n'a pas eu une grippe si forte qu'il en a perdu le goût des aliments, un mal de tête si pénible qu'il a préféré aller se coucher sans dîner, un mal de ventre si intense que toute nourriture le rendait malade ? Ce manque d'appétit n'est que passager; il ne dure que quelques jours, le temps que dure le virus, puis il disparaît. Si l'enfant a perdu du poids, il se peut qu'il sorte de la maladie avec une « faim de loup » et qu'il se mette à manger plus que d'habitude pendant quelques jours, jusqu'à ce qu'il récupère ce qu'il a perdu.

Bien sûr, si la maladie est plus grave, il est possible que le manque d'appétit dure quelques semaines, et que l'enfant ne recouvre l'appétit que lorsqu'il aura reçu un traitement adéquat.

Si l'on oblige un enfant malade à manger, il y a fort à parier qu'il vomira. Il est même possible qu'il développe une peur de la nourriture et de la cuillère, peur qu'il gardera même lorsqu'il sera guéri. Évidemment, si l'enfant a vraiment faim, même si on l'oblige à manger, il ne perdra pas l'appétit. Mais s'il a près d'un an, âge où presque tous les enfants perdent l'appétit, il est probable que la maladie et l'obligation de manger déclenchent l'inévitable catastrophe. L'enfant aurait « arrêté de manger » de toutes façons, mais le conflit a été devancé de quelques semaines :

Depuis qu'il a fait une bronchite, il a arrêté de manger. Il mangeait de moins en moins chaque jour. Il a presque sept mois et il ne mange toujours pas.

Et, pire encore, la mère attribue le manque d'appétit de son enfant à la maladie et, tout le temps que l'enfant ne mangera pas, elle croira, parfois inconsciemment, que son petit n'a jamais été tout à fait guéri de quelque virus, diarrhée, otite ou infection de la gorge. Cela amène souvent la mère à insister plus encore sur la nourriture, car elle est certaine que son enfant « doit manger pour guérir ». L'histoire d'Annabelle nous montre combien ces cercles vicieux peuvent devenir sérieux :

Mon enfant a maintenant seize mois, mais, depuis l'âge de neuf mois, il n'ouvre même pas la bouche pour manger. Au cours de l'été, il a eu plusieurs diarrhées, et on lui a prescrit un médicament qui s'administre à la cuillère et, depuis ce temps, il a pris la cuillère en grippe, enfin c'est ce que je crois. Pour manger, il doit être distrait; je lui mets alors la cuillère dans la bouche et il avale. Des fois, lorsque je mets la cuillère dans sa bouche, il a un haut-le-coeur. Par contre, j'ai un plus gros problème maintenant qu'il a des dents; je ne peux même plus approcher la cuillère de sa bouche. L'heure des repas est devenue un véritable calvaire pour nous deux.

Trop manger n'est pas meilleur pour la santé

Qu'arriverait-il à un enfant qui ne mangerait vraiment pas ? Il maigrirait. Un nouveau-né, comme le savent toutes les mères, peut facilement perdre 200 g dans les deux ou trois premiers jours et les reprendre plus tard. Supposons une perte de poids plus modérée, un enfant qui perd 10 g chaque jour. Pour les 365 jours de l'année, on arrive à 3,650 kg c'est-à-dire, si on arrondit, trois kilos et demi. Que reste-t-il d'un nouveau-né si nous lui enlevons trois kilos et demi ? À peine plus qu'une couche vide. Un enfant un peu plus âgé, disons de 10 kg, disparaîtrait de notre vue en moins de trois ans.

Qu'arriverait-il si l'enfant avalait tout ce qu'on voudrait lui donner ? Imaginons que l'enfant a déjà mangé tout ce dont il avait besoin, et qu'après des efforts ardus on obtienne de lui qu'il mange encore plus, disons une quantité suffisante pour le faire engraisser de 10 g par jour (en plus du poids qu'il aurait pris normalement). En un an, 3,500 kg. Si votre enfant prenait 10 g de plus chaque jour, il engraisserait de trois kilos et demi de plus par année. À l'âge de deux ans, au lieu de 12 kg, il pèserait 19 kg. À 10 ans, au lieu de 30 kg, il en pèserait 65. Enfin, à 20 ans, au lieu de peser 60 kg, il en pèserait 135.

Ne croyez-vous pas que votre enfant serait monstrueusement obèse ? Et ce, avec seulement 10 g par jour. Combien faut-il prendre de nourriture de plus pour engraisser de 10 g ? On calcule que, pour accumuler un gramme de graisse corporelle, il faut ingérer quelque 10,8 calories[2]. Cela fait 108 kcal pour prendre 10 g, presque exactement ce que donne un yogourt aux fraises ou la moitié d'un beigne au chocolat, ou un petit pot pour bébé, ou 250 ml de jus de fruits commercial.

Vous seriez satisfaite que votre enfant mange un yogourt de plus par jour ? Probablement que non. De nombreuses mères préparent une assiette entière de nourriture, alors que leur enfant n'en prend que deux bouchées. De combien engraisserait-il s'il avalait l'assiette au complet ? Vingt ou trente grammes par jour ? Vous imaginez votre enfant pesant 100 ou 135 kg à l'âge de 10 ans ?

Le métabolisme humain permet des adaptations notables et il se peut fort bien que manger deux cuillerées de plus ou de moins n'affecte pas notre poids. Toutefois, il y a des limites à tout. Beaucoup de mères espèrent que leur enfant mange plus que le double de ce qu'il mange habituellement. Personne ne peut manger chaque jour le double de ce dont il a besoin et rester en santé.

Les trois défenses de l'enfant

Les enfants doivent se défendre. S'ils mangeaient tout ce qu'on veut leur faire avaler, ils tomberaient gravement malades. Heureusement, ils disposent d'un plan stratégique de défense contre l'excès de nourriture qui se met automatiquement en marche. La première ligne de défense consiste à fermer la bouche et à tourner la tête :

> *Ma fille de onze mois et demi ne prend plus de poids depuis qu'elle a huit mois. Elle pesait 8 kg à cet âge et elle pèse toujours 8 kg. On dirait qu'elle n'a jamais faim. Nous réussissons à la faire manger en la distrayant avec un jouet, mais souvent elle tourne la tête, ferme la bouche et refuse carrément de manger. Il n'y a pas moyen de lui faire avaler quoi que soit.*

Cette enfant a signifié, encore plus clairement que si elle avait pu parler, qu'elle ne veut pas manger. Une mère prudente n'essaierait pas de lui donner en plus même la moitié d'une cuillerée. (À propos, il n'est pas rare qu'un enfant cesse de prendre du poids à cet âge, et plusieurs petites filles d'un an pèsent moins de 8 kg.)

Si on continue d'insister, l'enfant fait appel à sa seconde ligne de défense : il ouvre la bouche et accepte la nourriture, mais ne l'avale pas. Les liquides et les purées lui sortent des commissures des lèvres. La viande se transforme en une pâte dure et fibreuse, mastiquée mille fois, que l'enfant finit par cracher lorsqu'il n'est plus possible d'en mettre davantage dans sa bouche.

> *Mon enfant de huit mois mangeait merveilleusement bien jusqu'à la semaine dernière. Un jour, il a commencé à refuser la nourriture, surtout les fruits en après-midi et ensuite les légumes du midi. Sa tactique est de garder les aliments dans sa bouche sans les avaler. Au début, ça ne durait pas longtemps, mais il peut maintenant passer une demi-heure avec la nourriture dans la bouche sans l'avaler.*

Si vous insistez encore plus, peut-être l'enfant avalera-t-il quelque chose. Il ne lui reste plus qu'à utiliser son ultime moyen de défense : vomir.

Mon fils de quatre mois et demi n'a jamais bien mangé depuis qu'il est né. Je l'ai allaité pendant près de trois mois. Il avait des coliques et ne prenait que très peu de poids, 100 à 150 g par semaine. Quand j'ai commencé à lui donner le biberon, il prenait les premiers 40 à 50 ml, puis il pleurait en continuant à boire et recrachait le reste, jusqu'à 100 ml. J'ai essayé de lui en donner moins à la fois et de le nourrir toutes les trois heures, et même toutes les quatre heures. J'ai essayé pendant qu'il dormait, ou en le distrayant avec des jouets, mais rien n'a fonctionné.

J'ai commencé à lui donner des céréales sans gluten à quatre mois. Peine perdue. Il ne mange pas plus volontiers, il avale parce que j'ai décidé de le faire manger coûte que coûte. Résultat : il engraisse mieux, il prend 250 g par semaine, mais chaque repas est une épreuve. Je lui donne d'abord le biberon et, quand il a pris 50 ml, je commence les céréales. J'ai essayé cinq marques de lait différentes, et c'est toujours la même chose. La seule tétine qu'il accepte est le modèle « anatomique ». Dernièrement, il a appris à se faire vomir. Il n'a même pas à faire d'efforts, il vomit très facilement. Chaque boire prend en moyenne une heure et je lui en donne cinq par jour.

Cet enfant prenait entre 100 et 150 g par semaine durant les premiers mois, et c'était normal. Maintenant, à quatre mois, il engraisse de 250 g par semaine. Ce n'est pas normal, c'est même totalement excessif pour son âge. Ça pourrait être normal pendant une semaine isolée, mais pas de façon continue; ce n'est pas bon pour la santé de prendre plus d'un kilo par mois à cet âge. Il ne lui reste plus qu'à pleurer et vomir. Si on continue d'insister, si on le menace avec de nouvelles punitions ou humiliations pour qu'il ne vomisse pas, ou si on a recours à des médicaments pour l'empêcher de vomir (antiémétiques), notre héros est perdu.

Le problème des allergies

L'une des raisons qui pourraient faire qu'un enfant refuse de manger est qu'un quelconque aliment ne lui convienne pas. Les allergies à certains aliments peuvent être dangereuses. L'expérience d'Isabelle nous montre à quel point le fait de ne pas reconnaître les premiers symptômes des allergies a mené à l'abandon inutile de l'allaitement maternel et à l'aggravation du problème :

Je suis la mère d'un bébé de sept mois que j'ai allaité jusqu'à maintenant. Au début, c'était merveilleux et, s'il n'en avait tenu qu'à moi, j'aurais continué à allaiter encore plus longtemps. Apparemment, ma fille voulait que le lait coule plus vite et, après avoir tété cinq minutes, elle se mettait à pleurer nerveusement. Ce fut une tâche très difficile de l'allaiter les trois derniers mois, mais je pensais que c'était ce qu'il y avait de mieux pour elle et j'ai continué d'insister jusqu'à ce que je n'en puisse plus. Je croyais fermement que l'allaitement maternel devait être quelque chose de très agréable autant pour le bébé que pour la mère, mais je ne voyais que mon bébé qui souffrait.

Quand j'ai essayé de lui donner une préparation de lait commercial, j'ai eu très peur, car, dès la première gorgée, des taches rouges sont apparues sur tout son visage. J'ai alors dû prolonger l'allaitement de quelques semaines, le temps qu'on lui fasse des tests d'allergie.

Des tests qui, naturellement, sont revenus positifs. Les symptômes présentés par la fille d'Isabelle lorsqu'elle prenait le sein constituaient un indice clair d'allergie que personne n'avait su évaluer. Même de façon rétrospective, après que le diagnostic a été prononcé, personne n'a pu expliquer à Isabelle quelle était la cause du problème.

Plusieurs mères disent que leur enfant « refuse le sein ». Si, depuis quelques jours ou quelques semaines, un bébé, qui tétait normalement auparavant, ne tète plus subitement que cinq minutes ou moins et se met à pleurer ensuite, cela peut correspondre à deux situations bien distinctes :

A. Le bébé commence à téter volontiers, tète normalement pendant cinq minutes ou moins, délaisse le sein et paraît satisfait. Comme on a dit à la mère que l'enfant devait téter pendant dix minutes, elle pense qu'il doit boire davantage et insiste pour qu'il continue. Naturellement, le bébé se fâche et pleure lorsqu'on l'oblige à boire davantage.

B. Le bébé commence à téter plus ou moins volontiers, mais il semble de plus en plus inconfortable jusqu'à ce qu'il se mette à pleurer et délaisse le sein. De nombreuses mères disent : « C'est quand le lait arrive dans l'estomac, il se met à pleurer comme si quelque chose lui faisait mal. ». C'est une excellente description, puisque c'est exactement ce qui se passe.

Le premier cas est parfaitement normal et correspond à la diminution naturelle de la durée des tétées à mesure que le bébé grandit, ce que nous expliquerons plus tard (voir *La crise des trois mois*). Il n'y a rien à faire, sauf reconnaître que son enfant n'a plus besoin de boire et ne pas essayer de l'y obliger. Si on essaie d'obliger un enfant durant des semaines, il est possible qu'il prenne le sein en aversion et qu'il commence à pleurer avant même qu'on le lui offre. Il deviendrait alors difficile de faire la distinction entre le cas A et le cas B. Toutefois, en y repensant, vous pourrez peut-être vous rappeler comment les choses ont commencé et réaliser qu'il s'agissait d'un cas A classique.

Le second cas, en revanche, est clairement une allergie ou une intolérance à quelque chose que la mère a mangé. Il s'agit souvent du lait de vache, mais il pourrait s'agir aussi de poisson, d'œufs, de soja, d'oranges ou d'un autre aliment. C'est le cas d'Isabelle. Si elle avait, à ce moment-là, éliminé le lait de vache de sa diète, elle se serait évité beaucoup de larmes et de souffrances, la grave réaction de sa fille dès le premier biberon, le sevrage prématuré et le calvaire que représente le fait de nourrir un bébé allergique avec un lait hypoallergénique (qui, en plus de coûter très cher, a un goût affreux, ce qui fait que plusieurs bébés le refusent).

Pourquoi la fille d'Isabelle se mettait-elle à pleurer après à peine cinq minutes au sein? Certaines protéines contenues dans le lait de vache (comme dans n'importe quel autre aliment ingéré par la mère) peuvent se retrouver dans son propre lait. Évidemment, la quantité de protéines de vache présente dans le lait de la mère est minime et rarement suffisante pour provoquer une réaction générale, comme des taches rouges sur tout le corps, tel que cela s'est produit avec le premier biberon. Au lieu de cela, les cloques ou les taches rouges apparaissent seulement au point de contact, soit dans l'œsophage et dans l'estomac de la fillette, et elles provoquent de l'inflammation et des démangeaisons. La mère ne voit rien, mais l'enfant, lui, sent quelque chose et ça fait mal !

Si votre enfant présente des symptômes semblables à ceux de la fille d'Isabelle et que, au milieu de la tétée, il se met à pleurer comme s'il avait mal quelque part (et encore plus s'il a des éruptions cutanées ou de l'eczéma), il serait sage de faire un essai pour savoir s'il est allergique au lait de vache. Pour cela, la mère doit continuer d'allaiter et cesser complètement de prendre du lait, du fromage, du yogourt, du beurre ou autre produit laitier. Pas une goutte. Ni quelque autre produit qui peut contenir du lait dans sa composition, tels que les pâtisseries, certains pains, la panure, le chocolat. Même quelques marques de saucisson, de jambon ou de margarine « 100 % végétale » contiennent du lait. Vous devez devenir une experte en lecture d'étiquettes et refuser de consommer tout produit contenant du « lait », des « solides de lait », du « lait en poudre », du « petit lait », du « lactosérum », des « protéines lactées », etc.

Vous devrez passer entre sept et dix jours sans consommer aucun produit laitier. Le résultat n'est pas toujours instantané; il a été prouvé que des protéines bovines peuvent continuer d'être présentes dans le lait maternel, même cinq jours après avoir éliminé tout produit laitier. Ne remplacez pas le lait de vache par du lait de soja, car le soja peut provoquer presque autant d'allergies que le lait de vache.

Si les symptômes de votre enfant ne disparaissent pas en dix jours, c'est qu'il n'est probablement pas allergique au lait de vache. Il est peut-être allergique à autre chose; vous pourriez essayer avec les œufs et le poisson. Si les symptômes sont alarmants, et que vous ne voulez pas perdre de temps à faire des essais, le mieux serait d'éliminer le lait, les œufs, le poisson, le soja et tout autre aliment suspect, lesquels vous pourrez réintégrer à votre diète un à un. Certains enfants sont allergiques à un, ou deux, ou même plusieurs aliments, et se portent mieux lorsque la mère les élimine en même temps. Par exemple, j'ai connu un bébé qui était allergique au lait et aux pêches. Heureusement, sa mère s'en est aperçue parce que, lorsqu'elle a arrêté de boire du lait, elle a commencé à prendre du jus de pêche au petit déjeuner, et la santé de l'enfant ne s'améliorait pas.

Si les symptômes de votre enfant disparaissent lorsque vous cessez de boire du lait, il se peut que ce soit par pur hasard. Recommencez à boire du lait pour voir ce qui va se passer. Mais ne le faites pas graduellement, car les symptômes pourraient être légers, et vous seriez toujours dans le doute. Prenez deux verres de lait par jour : s'il ne se passe rien, c'est que votre enfant n'était pas allergique au lait. Il a « guéri » par hasard et il vaut mieux ne plus y penser. Il est important de faire cet essai de « réintroduction ». Il arrive souvent qu'il soit conseillé de supprimer le lait de vache sans véritable motif, comme s'il était responsable de toutes les larmes, de toutes les éruptions cutanées et de tous les nez qui coulent, et la mère passe alors des mois, voire des années, sans prendre de lait (ou très peu et en se sentant coupable), et sans savoir si cela affectera ou non son enfant.

Par contre, si votre enfant présente encore les mêmes symptômes lorsque vous recommencez à boire du lait, c'est la preuve qu'il est allergique. Préparez-vous à l'allaiter longtemps, deux ans ou plus si possible, et ne lui donnez pas une seule goutte d'un autre lait, ni au biberon ni dans les céréales, car il pourrait lui arriver la même chose qu'au bébé d'Isabelle. Si un enfant est si allergique que même une infime quantité contenue dans le lait maternel lui fait du tort, lui donner le lait directement pourrait provoquer une réaction beaucoup plus sérieuse.

Ce ne sont pas tous les enfants allergiques qui sont assez sensibles pour réagir lorsque la mère mange du pain, une pâtisserie ou du saucisson contenant un peu de lait. Pour faire un essai, il faut suivre une diète très stricte, sinon vous aurez toujours un doute. Peut-être pourrez-vous prendre un de ces produits plus tard sans que votre enfant y réagisse. Il est possible, si la diète que la mère s'impose est stricte, que l'allergie de l'enfant disparaisse avant, bien que nous ne puissions l'affirmer.

Si vous vous apercevez que votre enfant réagit aux produits laitiers, parlez-en à votre pédiatre, qui voudra probablement lui faire passer des tests d'allergie. Et n'essayez pas de donner de produits laitiers à votre enfant jusqu'à nouvel ordre. Avertissez votre famille et la garderie. L'allergie au lait tend à disparaître d'elle-même, habituellement entre un an et quatre ans, mais, dans certains cas, le test, qui consiste à donner du lait à l'enfant pour voir s'il le tolère ou non, doit se faire sous surveillance médicale, voire même à l'hôpital.

Est-ce bien vrai qu'il ne mange rien ?

Voici un tout autre sujet. Comme nous l'avons vu plus tôt, il y a des enfants d'un an et demi qui mangent moins que des enfants de neuf mois. Par contre, il y en a aussi beaucoup qui mangent davantage, seulement leur mère ne s'en est pas aperçue. La nutrition n'est pas une science infuse, et il est facile de se tromper complètement en évaluant les calories que l'enfant a prises.

Une des erreurs les plus fréquentes est de croire que « le lait ne nourrit pas », autant le lait maternel que celui donné au biberon. Comme le lait est liquide, les gens croient que c'est à peu près comme de l'eau quand, en réalité, son contenu en calories et en protéines est très élevé. Nous avons déjà expliqué que plusieurs purées de légumes avec de la viande, sans mentionner celles faites avec des fruits, procurent beaucoup moins de calories que le lait. Voyons le cas d'Alexis :

> *Mon enfant de treize mois ne veut pas manger les fruits seuls. Je ne peux lui donner que des poires ou des bananes en purée dans le biberon, et ce, en petites quantités. Il n'aime aucun jus de fruits, rejette les céréales de bébé, les yogourts et les flans…*
>
> *Au petit déjeuner, entre 5 heures et 7 heures du matin, il prend 240 ml de lait avec des fruits. Quelquefois, avant le déjeuner, il prend 180 ml de lait avec des céréales. Entre midi et 13 heures, il mange de la purée de légumes avec du poulet, du veau, des œufs ou du poisson. À l'heure du dîner, il boit 210 ml de lait avec des fruits et de la charcuterie de dinde*

(il ne veut pas de fromage ni rien d'autre, sauf du pain). Le soir, vers 20 h 30, il mange de la compote et boit 210 ml de lait avec des céréales.

Ce cher petit Alexis prend chaque jour 840 ml de lait, en plus de fruits, de purée de légumes avec de la viande ou du poisson, de la charcuterie de dinde, de la compote, du pain et des céréales avec deux de ses boires. Et sa mère s'inquiète parce qu'il mange peu ! Un enfant de treize mois peut avoir besoin de quelque 900 kcal par jour. Seulement en lait, il prend déjà 590 kcal, sans compter tout le reste ! Heureusement, le problème est en voie d'être réglé car sa mère s'est rendu compte du principal : « … je ne l'oblige plus à manger, c'est pire ».

Après un an, un enfant ne devrait pas boire plus de 500 ml de lait par jour. S'il en boit davantage, ce n'est pas si grave, mais sachez qu'il ne pourra rien avaler d'autre. C'est pourquoi plusieurs experts recommandent que les enfants élevés au biberon ne le prennent plus passé l'âge d'un an et qu'ils boivent plutôt au verre. C'est un petit truc pour qu'ils ne boivent pas autant de lait; avec le biberon, le lait coule trop facilement.

Les professionnels ne sont pas à l'abri de cette croyance qui veut que « le lait soit comme de l'eau », et spécialement le lait maternel. Voyons un peu ce qui est arrivé à Sylvie :

J'ai un bébé de deux ans qui prend encore le sein, chose qui nous apporte tous les deux une grande satisfaction. Je l'allaite encore, malgré ce qu'en pensent les médecins, la famille et la société. Les deux premiers mois, il prenait passablement de poids; c'est après que les problèmes ont commencé. Mon fils ne voulait presque plus téter, et j'en suis même venue à l'allaiter en dansant ! À deux ans, il ne pèse que 10 kg, mais il est en parfaite santé, très fort et très actif. Le problème est qu'il n'a pas faim (il ne connaît pas ce mot), et les gens me disent de ne plus lui donner le sein afin qu'il mange davantage, que le lait n'est que de l' eau.

Un autre petit renseignement : j'exprime du lait au travail et je le congèle. La gardienne mélange ce lait dans un verre avec des céréales et du Meritene.

Voici l'histoire typique : le bébé qui, à partir de l'âge de deux mois, engraisse plus lentement et tète plus vite (voir *La crise des trois mois*), et la mère qu'on affole en lui faisant croire que cela n'est pas normal, jusqu'à ce qu'elle angoisse littéralement.

Un enfant mâle de deux ans et de 10 kg, nourri au sein, nécessite approximativement 812 kcal par jour et 8 g de protéines (ceci étant calculé selon les chiffres d'études récentes[4, 10]; plusieurs livres donnent encore les anciennes valeurs, qui sont plus élevées). Dans la première édition de ce livre, on parlait de 850 kcal plutôt que de 812; dans la seconde édition, on rapportait que des études plus précises et plus récentes de Butte avaient été publiées avec des chiffres plus bas. Un verre de lait maternel de 150 ml additionné d'un sachet de Meritene (concentré protéico-énergétique utilisé pour l'alimentation des malades chroniques sous-alimentés) et de 15 g de céréales apporte quelque 300 calories (plus du tiers de ce dont un bébé a besoin en une journée complète) et 9 g de protéines (plus qu'il n'en a besoin pour toute la journée). Si, au cours de la journée, il boit 400 ml au sein, cela donne 280 kcal de plus et presque 4 g de protéines supplémentaires. Sans compter les autres aliments qu'il mange... Quelqu'un est-il étonné que l'enfant n'ait plus faim ?

Plusieurs mères pensent que leur enfant ne mange pas parce qu'il ne prend pas les purées de bébé habituelles, sans se rendre compte qu'il mange d'autres choses équivalentes ou meilleures. Retournez voir le récit de la mère d'Alexis, son bébé boit du lait avec des céréales deux fois par jour et il mange du pain (sans fromage !). Pourtant, sa mère affirme qu'il refuse les céréales.

L'anecdote suivante illustre à merveille cette erreur que s'il ne mange pas de la purée de bébé, il ne mange rien. Une mère m'a confié un jour, désespérée : « Docteur, il n'y a pas moyen de lui faire manger des fruits. J'ai pourtant tout essayé : les compotes, les petits pots, les céréales avec fruits, les yogourts aux fruits et les Jell-O à saveur de fruits, rien ne fonctionne. » Puisque l'enfant avait eu la sagesse de les refuser, je n'ai pas cherché à expliquer à cette mère que les céréales avec fruits et les yogourts aux fruits contiennent très peu de fruits, ou que les Jell-O « à saveur de » fruits ne contiennent pas de fruits du tout (uniquement du sucre et du colorant). Au lieu de cela, je lui ai timidement suggéré : « Il arrive que les enfants n'aiment pas les aliments combinés. Avez-vous essayé de lui servir les fruits séparément, un peu de banane ou... ? » « Oui, m'interrompit la mère, et il aime cela. Il prend une banane dans sa main et la mange presque entièrement mais, insista-t-elle, il ne mange toujours pas de fruits en purée. »

Pour cette mère, manger une banane complète était une perte de temps parce que ce n'était pas de la « purée de bébé ».

Finalement, un autre facteur qui empêche les mères de se rendre compte que leur enfant mange beaucoup est leur méconnaissance quant au contenu calorique élevé de certains aliments. Souvent, désespérée parce que son enfant « ne mange pas », la mère finit par recourir à des friandises, de préférence enrobées de chocolat. J'ignore ce qu'il a ce chocolat mais, même avec l'estomac plein, on trouve toujours moyen d'en avaler encore (et ça nous arrive à nous aussi, les adultes). Bien sûr, l'enfant qui n'avait pas faim, mais qui accepte tout de même une sucrerie, aura encore moins faim. Au prochain repas, il voudra manger encore moins et voilà la table mise pour une bonne bagarre.

Nous disions donc qu'un enfant de deux ans et de 10 kg a besoin de quelque 812 kcal par jour (ce qui représente une moyenne, car certains enfants en ont besoin de beaucoup plus et d'autres de beaucoup moins). Donc, si chaque jour il prend un demi-litre de lait (350 kcal), quelques biscuits (260 kcal), un yogourt aux fraises (110 kcal) et un verre de jus d'ananas de 200 ml (85 kcal), nous arrivons à 805 kcal. Il n'y a plus beaucoup de place dans son estomac pour autre chose. Et si on ajoutait un beigne au chocolat (230 kcal) ? Il n'arriverait plus à manger une autre bouchée ! Où voulez-vous qu'il mette les fruits, les légumes, la viande ? Évidemment, une telle diète est totalement inadéquate pour un enfant, mais elle contient tellement de calories qu'il ne pourra rien avaler de plus.

Par conséquent, si vous désirez que votre enfant mange des aliments sains, vous devrez cesser de lui donner des friandises. Limitez le lait et les produits laitiers à un demi-litre ou moins par jour (pour les enfants de plus d'un an), ne lui donnez rien d'autre à boire que de l'eau (pas plus de lait, ni jus, encore moins de boissons gazeuses) et n'offrez des gâteaux ou des friandises que lors d'occasions spéciales comme les fêtes et les anniversaires.

Chapitre 2

Votre enfant sait ce dont il a besoin

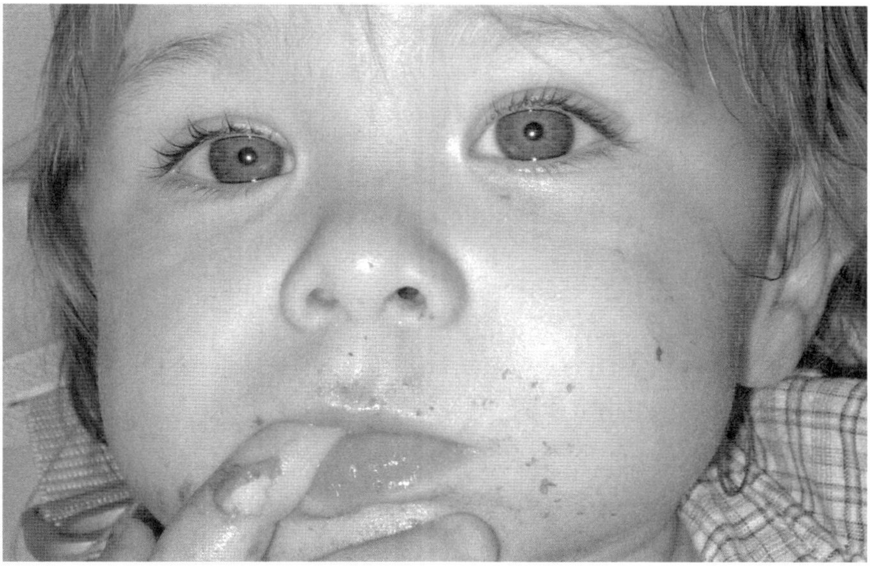

Romain

Tous les animaux du monde mangent ce dont ils ont besoin. En balade à la campagne, on ne voit pas de bêtes mortes parce que personne ne leur a dit qu'elles devaient manger. De plus, chacun choisit la diète qui convient à son espèce, et il est aussi difficile de rencontrer un lapin qui mange de la viande qu'un loup qui mange de l'herbe.

Nous aussi, les adultes, nous mangeons ce dont nous avons besoin sans que personne ne nous dise quoi que ce soit. Les gens qui font beaucoup d'exercice mangent plus et ceux qui mènent une vie plus sédentaire mangent moins, sans qu'aucun expert ne vienne calculer les calories ou leur donner des instructions écrites. Il est vrai que certains d'entre nous ont une tendance à l'obésité, mais quand on pense à tout ce qui pourrait arriver et qui ne se produit pas, on se rend compte que le système qui contrôle la quantité de nourriture que nous ingérons est très efficace. Si vous mangiez chaque jour un peu trop et que vous preniez 20 g chaque jour, à la fin de l'année, vous auriez pris 7,3 kg, en 10 ans 73 kg (en plus de ce que vous pesez maintenant). Si, au contraire, vous perdiez 20 g chaque jour, en huit ou neuf ans, vous auriez complètement disparu, ne laissant sur le sol qu'un tas de vêtements vides, comme les fantômes dans les films. Et cependant, la majorité des gens réussit à maintenir le même poids, prenant ou perdant un kilo, pendant des dizaines d'années.

Même chose en ce qui concerne la qualité de la diète. Le commun des mortels ne sait pas de quelles vitamines ni de quelle quantité de chacune d'elles il a besoin, ni quels aliments les contiennent (bien sûr, vous savez que les oranges contiennent de la vitamine C, mais où trouve-t-on la vitamine B_1, la B_{12}, l'acide folique ?). Malgré cela, pratiquement personne, à moins qu'il ne soit en train de mourir de faim, ne souffre de scorbut, de béribéri, d'anémie pernicieuse ou de xérophtalmie.

Alors comment faisons-nous ? Chaque personne, chaque animal, a des mécanismes innés qui lui permettent de chercher les aliments dont il a besoin et d'en manger la quantité nécessaire. Qu'est-ce qui nous fait croire que nos enfants sont privés de tels mécanismes ? Les petits des autres espèces en sont pourvus. Si on laisse un enfant manger ce qu'il veut, il est logique de penser qu'il mangera ce dont il a besoin. Ceux, pour qui les raisonnements théoriques ne sont pas suffisamment convaincants, seront peut-être intéressés d'apprendre que ce n'est pas seulement logique, mais que cela a également été démontré. Dans les prochaines pages, nous expliquerons comment les enfants choisissent leur diète depuis leur naissance, changeant la composition du lait maternel, et comment, quelques mois plus tard, ils sont capables de choisir d'eux-mêmes une diète appropriée.

L’allaitement à la carte. Pourquoi il ne tète pas selon un horaire régulier

Les horaires de tétées sont un mythe. Il fut un temps où l’on croyait que les bébés devaient téter toutes les trois heures ou toutes les quatre heures (et pendant exactement dix minutes de chaque côté, en plus!). Vous êtes-vous déjà demandé pourquoi dix minutes et non pas neuf ou onze? Évidemment, ce sont des chiffres arrondis. Comment en sommes-nous venus à croire qu’un « nombre arrondi » était un « nombre exact » ?

Bien entendu, les adultes ne mangent jamais « dix minutes de chaque plat toutes les quatre heures ». Combien de temps mettons-nous pour terminer notre assiette ? Eh bien, ça dépend de la vitesse à laquelle nous mangeons, voyons ! C’est la même chose pour les bébés : s’ils tètent rapidement, ils peuvent prendre moins de dix minutes, et s’ils tètent lentement, ils prennent plus de temps[11].

Si nous mangeons à heure fixe, c’est uniquement parce que les exigences de notre travail nous y obligent. Souvent, lorsque nous sommes en congé, nous bousillons complètement notre horaire habituel sans que notre santé en souffre le moins du monde. Cependant, il y a encore des gens qui croient que les bébés doivent s’habituer à un horaire, en faisant de vagues références à la discipline ou à la digestion.

Les adultes peuvent attendre pour prendre leurs repas. Notre métabolisme nous le permet, et la nourriture sera la même que nous la mangions tout de suite ou dans une heure. Votre enfant, par contre, ne peut pas attendre. Sa sensation de faim est impérieuse, et sa nourriture change si on la retarde. Le lait maternel n’est pas un aliment mort, mais un tissu vivant en constante évolution. La quantité de gras que contient le lait augmente beaucoup au cours de la tétée : le lait qui coule au début contient peu de gras, tandis que celui de la fin en contient jusqu’à cinq fois plus.

La quantité moyenne de gras dans le lait d’une tétée déterminée dépend de quatre facteurs : elle **diminue** avec le temps écoulé depuis la tétée précédente (plus l’intervalle est long, moins il y a de gras) et elle **augmente** avec la concentration de matières grasses à la fin de la tétée précédente, le volume de lait ingéré par le bébé lors de la tétée précédente et le volume ingéré au cours de la tétée actuelle. Selon l'excellente révision de Woolridge sur la physiologie de l'allaitement[12], voici donc les quatre facteurs qui influencent la quantité de gras contenue dans le lait :

1. Le temps écoulé depuis la dernière tétée;
2. Les concentrations de matières grasses à la fin de la tétée précédente;
3. Le volume de lait ingéré lors de la tétée précédente;
4. Le volume de lait ingéré au cours de la tétée actuelle.

L'enfant qui prend les deux seins termine rarement le deuxième, donc on pourrait dire, en simplifiant beaucoup, qu'il prend deux tiers de lait écrémé et un tiers de crème. S'il prend du lait contenant moins de gras (et, par conséquent, moins de calories), le bébé peut accepter un plus grand volume et donc prendre plus de protéines… De sorte que le bébé qui prend 50 ml à chaque sein ne boit pas la même chose que celui qui boit 100 ml d'un seul sein. Ainsi, la diète de celui qui prend 80 ml chaque deux heures et celle de celui qui boit 160 ml chaque quatre heures sont totalement différentes.

Le contrôle de la composition du lait fait toujours l'objet de recherches, et ce que nous ignorons est probablement beaucoup plus important que ce que nous savons déjà. Par exemple, on a observé qu'un sein produit souvent du lait plus riche en protéines que l'autre sein. Il s'agit peut-être d'une pure coïncidence… ou peut-être votre enfant peut-il choisir, en tétant plus à un sein ou à l'autre, un repas contenant plus ou moins de protéines.

Pensiez-vous que votre bébé mangeait toujours la même chose? Qu'il se fatiguerait de passer des mois à ne boire que du lait? Eh bien, vous voyez qu'il n'en est pas ainsi avec le lait maternel. Votre enfant a à sa disposition un menu élaboré où il peut choisir des soupes légères jusqu'aux desserts crémeux. Comme il ne peut pas parler (de toute façon, le sein ne pourrait pas l'entendre), il commande son menu en donnant des instructions au sein par le biais de trois éléments :

1. La *quantité de lait* qu'il prend à chaque tétée (c'est-à-dire qu'il boit plus ou moins longtemps et avec plus ou moins d'intensité).

2. L'*intervalle* entre deux tétées.

3. En buvant *à un seul sein* ou *aux deux*.

Ce que votre enfant fait lorsqu'il est au sein pour obtenir chaque jour exactement ce dont il a besoin est de l'authentique ingénierie. Votre enfant exerce un contrôle total et parfait sur sa diète tant qu'il peut varier les trois éléments à volonté. Voici ce que signifie l'allaitement à la demande : le bébé décide quand il veut téter, pendant combien de temps et s'il désire prendre un seul sein ou les deux.

Quand on les empêche de contrôler l'un de ces mécanismes, les bébés adoptent la plupart du temps une diète adéquate en manoeuvrant habilement avec les deux autres. Ainsi, au cours d'une expérience[13], on offrit à des bébés toujours un seul sein à chaque tétée pendant une semaine, et les deux seins à chaque tétée une autre semaine (l'ordre des semaines étant déterminée au hasard). En théorie, les bébés auraient ingéré beaucoup plus de matières grasses les jours où on leur offrait un seul sein plutôt que lorsqu'ils prenaient les deux. Cependant, les bébés ont modifié spontanément la fréquence et la durée des tétés et sont arrivés à prendre des quantités similaires de matières grasses (mais des volumes de lait différents).

Par contre, un bébé qui ne peut modifier ni la fréquence ni la durée des tétées, ni décider s'il prend un sein ou les deux, est totalement perdu : il ne prendra pas le lait dont il a besoin, mais plutôt celui qui lui arrive par hasard. Si sa diète diffère beaucoup de ses besoins, le bébé aura des problèmes : il ne prendra pas assez de poids et il passera la journée à avoir faim et à pleurer. C'est pourquoi allaiter selon un horaire fonctionne rarement et plus l'horaire est strict, plus le résultat est catastrophique. Le bébé a besoin de téter de façon irrégulière parce que c'est la seule façon d'obtenir une diète équilibrée.

Dès le premier jour, bien qu'il ne semblait boire que du lait, votre enfant choisissait sa diète parmi un large éventail de possibilités et il a toujours choisi judicieusement, tant en quantité qu'en qualité.

Les aliments solides à la carte aussi

Dans les années 1920, la Dre Adelle Davis a démontré, par une série d'expériences, que les enfants peuvent choisir eux-mêmes une diète équilibrée[14]. Elle offrait à un groupe d'enfants, âgés entre six et dix-huit mois, dix ou douze aliments distincts à chaque repas. Il s'agissait d'aliments « purs », sans mélange : carottes, riz, poulet, œufs... Les enfants mangeaient la quantité qu'ils voulaient de l'aliment qu'ils voulaient, sans qu'aucun adulte n'essaie de contrôler leur consommation. Les plus âgés mangeaient seuls; les plus jeunes étaient nourris à la cuillère par un adulte qui offrait chacun des aliments sans insister : il commençait avec un aliment jusqu'à ce que l'enfant ferme la bouche, puis continuait avec le second, et ainsi de suite jusqu'à ce que tous les aliments aient été offerts. Pendant les mois qui suivirent, la croissance des enfants fut normale et leur consommation de nutriments fut satisfaisante dans l'ensemble, bien que les variations d'un repas à l'autre soient terribles, « le cauchemar d'un diététiste ». Les enfants mangeaient parfois « comme un oiseau » et parfois « comme un cheval » et ils avaient des périodes au cours desquelles ils ne mangeaient qu'un ou deux aliments durant des jours, pour les oublier plus tard. D'une façon ou d'une autre, ils avaient tous fini, à la fin, par avoir une diète équilibrée.

D'autres études plus modernes ont confirmé que les petits enfants, lorsqu'on les laisse manger ce qu'ils veulent, tant au laboratoire[15] qu'à la maison[16], ingèrent chaque jour une quantité de calories assez constante, bien que les variations d'un repas à un autre soient énormes.

Ne se gavera-t-il pas de chocolat ?

Oui, sûrement, si on le laisse faire. Ou tout au moins le supposons-nous, car il semble qu'il n'y ait aucune étude scientifique qui le démontre. Peut-être qu'il s'empiffrerait le premier jour et que, plus tard, il se lasserait et reprendrait une diète équilibrée.

Les enfants (et les adultes) aiment beaucoup le sucré et le salé, et nous avons l'habitude de trop consommer de l'un comme de l'autre. S'ils sont dotés d'un mécanisme inné pour manger ce dont ils ont besoin, pourquoi les enfants mangent-ils autant d' « aliments vides » ?

Pour comprendre pourquoi le mécanisme de contrôle cède parfois, il faut prendre en compte la théorie de l'évolution. Quand un animal mange de façon adéquate, il vit plus longtemps et a plus de petits; c'est pourquoi la sélection naturelle favorise les animaux qui démontrent une saine conduite alimentaire. Toutefois, la sélection naturelle prend plusieurs milliers d'années à agir, et la conduite, qui était adéquate à un certain moment donné, peut ne plus l'être si l'environnement change.

À quoi le goût du sucré et du salé servait-il aux enfants de la préhistoire ? Non seulement n'y avait-il pas de chocolat, mais il n'y avait pas non plus de sel ni de sucre. L'aliment le plus sucré à leur disposition était le lait maternel, leur principale source d'alimentation, et les fruits qui sont remplis de vitamines. L'aliment le plus salé était probablement la viande, une source importante de fer et de protéines. Ainsi, leurs préférences les aidaient à choisir une diète variée et équilibrée. Aujourd'hui, par contre, nous avons des bonbons beaucoup plus sucrés que les fruits et des « amuse-gueule » beaucoup plus salés que la viande, et notre mécanisme de sélection s'est un peu détraqué.

Malgré tout, il est étonnant de constater à quel point l'instinct est fort quand vient le temps de choisir une diète adéquate. Observez la publicité : moins un aliment est bon pour la santé, plus on l'annonce. Des marques d'amuse-gueule salés, de sucreries, de boissons gazeuses, quoique vendues par millions, continuent d'être annoncées tous les jours. Ils savent qu'ils ne peuvent arrêter de les annoncer ne serait-ce qu'un moment parce que, s'ils le faisaient, les ventes chuteraient de façon spectaculaire. En revanche, on ne fait pratiquement pas de publicité aux lentilles, aux pommes, au riz et au pain, et les gens continuent d'en manger.

Les experts[14] considèrent aujourd'hui que les enfants peuvent choisir une diète saine, à condition qu'on leur offre des aliments sains. Si vous offrez à votre enfant des fruits, des pâtes, du poulet et des petits pois, et que vous le laissez choisir ce qu'il veut manger et quelle quantité, il est certain qu'à la longue, il aura une diète adéquate... même s'il passe une journée à ne manger que des petits pois et les deux suivantes à ne manger que du poulet. Mais si vous le laissez choisir entre des fruits, des pâtes, des petits pois et du chocolat, alors personne ne peut garantir que sa diète sera équilibrée.

Il n'y a aucun doute que c'est la responsabilité des parents d'offrir une variété d'aliments sains, mais c'est à l'enfant de choisir parmi ces aliments ce qu'il veut manger et quelle quantité.

Chapitre 3

Ce qu'il ne faut pas faire à l'heure des repas

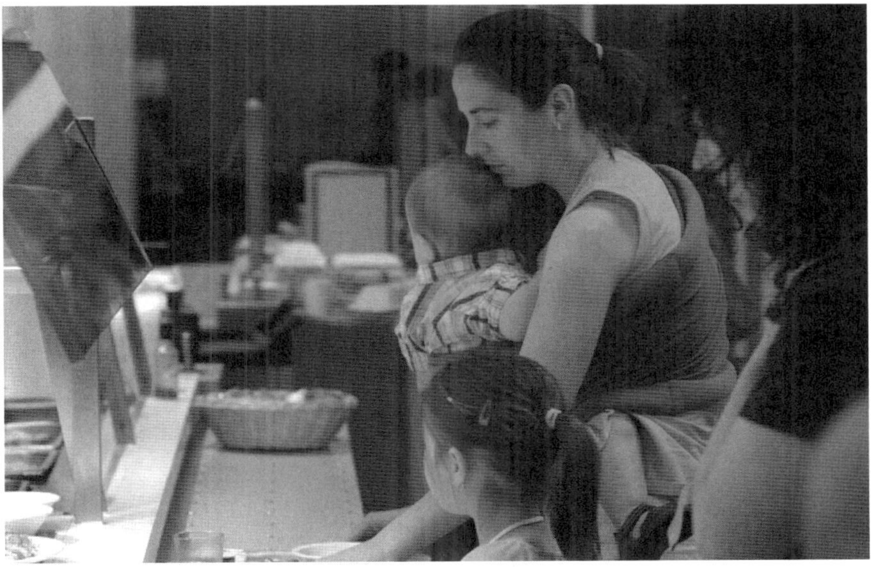

Congrès de la Ligue La Leche

Quand vient l'heure des repas, l'ingéniosité des mères est sans bornes (si les pères participent habituellement moins dans ce domaine, c'est probablement plus par indifférence que par principe). On commence par faire l'avion avec la cuillère. Puis on essaie de distraire (plusieurs mères utilisent sans pudeur le terme « tromper ») l'enfant avec des chansons, des danses, des jouets ou l'inévitable télé. Suivent très vite les prières (« Ne fais pas ça à maman! »), les promesses (« Si tu manges tout, je t'achèterai un dinosaure »), les menaces (« Tu n'iras pas jouer tant que tu n'auras pas tout mangé »), les supplications (« Une cuillerée pour maman, une cuillerée pour papa, une cuillerée pour mamie »), les comparaisons (« Ne veux-tu pas devenir fort comme Popeye ? »). On raconte que des parents, qui s'étaient aperçus que leur enfant se mettait dans la bouche tout ce qu'il trouvait sur le plancher, ont eu une idée de génie : chaque jour, ils lavaient bien le plancher et le parsemaient ensuite de morceaux d'omelette aux pommes de terre pour que l'enfant les mange.

Certaines méthodes font sourire, mais d'autres ont plutôt tendance à faire pleurer, l'enfant surtout. Voyons quelques exemples.

L'insistance

> *Mon enfant de cinq mois et demi ne veut pas prendre la cuillère. J'ai essayé lorsqu'il avait quatre mois, mais plus j'essayais (avec beaucoup de patience), plus il criait, pleurait et recrachait la nourriture. Au point où j'ai dû mettre les purées dans un biberon. Maintenant, il accepte de manger quatre ou six cuillerées sans dire un mot mais pas plus ! Il y a quelques jours, j'ai commencé à lui donner la sucette entre chaque bouchée et, de cette façon, il avale tout.*

Beaucoup de patience ? Voici un autre malentendu. La patience eut été d'accepter que son enfant ne voulait pas encore de purée. Cette mère n'a pas été très patiente, mais plutôt très insistante (si son enfant avait pu parler, il aurait probablement utilisé un mot plus fort, comme « harcelante »). En lui donnant la sucette entre chaque cuillerée, le réflexe de succion joue un mauvais tour à l'enfant : au lieu de cracher, il avale. Ça semble fonctionner depuis quelques jours, mais il est certain qu'un jour ça ne fonctionnera plus. L'enfant se rendra malade s'il continue de manger ainsi pendant trop longtemps, et la nature permet rarement que cela se produise. Il trouvera bien le moyen de recracher la nourriture, malgré la sucette, ou il apprendra à vomir.

Les incursions nocturnes

> *J'ai une fille de treize mois qui a un comportement un peu étrange quand vient l'heure des repas : elle ne mange pas, c'est-à-dire que, même si je lui offre différentes choses, elle ne daigne même pas y goûter (comme si la nourriture lui faisait peur). Le plus bizarre toutefois, c'est que si je lui offre le biberon, elle le refuse également, mais si je vais la voir, alors qu'elle est endormie, et que je lui donne encore le biberon (avec des céréales), elle le boit au complet; 600 ou 700 ml de lait avec des céréales, voilà ce qu'elle prend en 24 heures. C'est une enfant qui paraît ne jamais avoir faim. Une enfant qu'on n'a jamais obligée à manger peut-elle à ce point détester la nourriture?*

On ne l'a jamais obligée à manger? Et comment appelle-t-on le fait de lui envoyer plus d'un demi-litre de lait avec des céréales pendant qu'elle dort? Évidemment, les gens n'attachent pas leur enfant à sa chaise. Lorsqu'on parle d'obliger ou de forcer un enfant, nous faisons référence à toutes les méthodes, de gré ou de force. Évidemment, comment voulez-vous que l'enfant ait faim durant la journée si elle a bu plus d'un demi-litre de lait avec des céréales pendant qu'elle dormait? Il est certain qu'elle ne peut rien avaler de plus.

Ces odieuses comparaisons

Selon une histoire apocryphe bien connue, Caïn était un « mauvais mangeur ». Pendant qu'elle lui faisait l'avion (ou était-ce le ptérodactyle?) avec la cuillère, Ève avait l'habitude de l'encourager en disant : « Allez, sois gentil! Regarde ton frère Abel, il a mangé tous ses légumes! » Et vous savez ce qui est arrivé par la suite, non?

On se rend rarement compte que ces comparaisons irritent nos enfants et également les enfants à qui nous les comparons. « Regarde Monica, elle a terminé toute son assiette. » Et voilà notre fille furieuse et la pauvre Monica qui veut se cacher, qui voudrait bien se voir dix pieds sous terre.

Aimeriez-vous qu'on vous fasse la même chose? Imaginez que vous êtes en train de prendre le café en bavardant avec votre meilleure amie. Votre mari arrive et vous lance : « J'aimerais bien que tu prennes un peu plus soin de toi. Regarde Valérie, comme elle est bien coiffée et maquillée, et regarde comme elle est mince. Toi, tu as toujours l'air débraillée. » Puis, il s'en va sans plus et vous restez là avec Valérie. Qui serait la première à ouvrir la bouche?

En tant que père, j'ai déjà été embarrassé en allant porter leur lunch à mes filles à l'école. À l'occasion, une mère décidait de prendre mes filles en exemple : « Regarde le gros sandwich que va manger cette fille... » Que faire? Prétendre ne pas avoir entendu et m'éclipser? Ou rester et lui expliquer que ma fille va manger son sandwich si elle le veut bien, que parfois elle en laisse la moitié, et que d'autres fois elle n'y touche même pas, que je vais récupérer les restes de son lunch et que ça deviendra mon lunch...?

Les pots-de-vin

Il y a des parents désespérés qui croient que c'est une bonne idée d'« acheter » son enfant pour qu'il mange. Le Dr Illingworth, dans l'œuvre que nous avons déjà citée, mentionne le cas d'un enfant qui a acquis une impressionnante collection de voitures miniatures.

Curieusement, quelqu'un a pris la peine d'investiguer l'efficacité de ce type de récompense. Au cours d'une étude[14], on a offert un aliment nouveau à deux groupes d'enfants. Aux enfants du premier groupe, on a promis une récompense à ceux qui essaieraient le nouvel aliment. On a mis l'aliment devant les enfants de l'autre groupe et on les a laissés faire ce qu'ils voulaient. Après quelques jours, on a constaté que les enfants à qui l'on avait promis une récompense consommaient une plus petite quantité du nouvel aliment que les autres. Il faudrait être stupide pour ne pas comprendre que « ça ne doit pas être très bon, puisqu'ils m'offrent une récompense pour y goûter. »

Ce n'est pas une bonne idée non plus d'utiliser la nourriture comme récompense ou comme punition. « Si tu te conduis bien, je vais t'acheter une crème glacée » ou « Comme tu as frappé ton cousin, tu ne mangeras pas de gâteau ». Je crois qu'il s'agit d'une erreur diététique en plus d'une erreur pédagogique. Au départ, même si la récompense était un jouet et la punition de ne pas aller au cirque, je ne pense pas que ce soit la meilleure façon d'éduquer un enfant. Un enfant fera le bien pour la satisfaction que cela procure; il n'a pas besoin d'une récompense, sauf l'approbation de ses parents (de laquelle il pourra bientôt se passer parce qu'il aura sa propre approbation, qui est la plus importante). Et il s'abstiendra de faire le mal, lorsqu'il comprendra que cela fait du tort aux autres. Les bonnes personnes, les personnes avec une conscience morale supérieure (et les petits enfants en sont dotés, ne vous méprenez pas) n'ont besoin ni de récompenses ni de punitions. Un adulte qui n'agit que dans l'espoir d'être récompensé, ou la crainte d'être puni, sera un hypocrite et un profiteur, faisant le bien quand on le regarde et le mal en cachette. Lorsque vous amenez votre enfant au zoo, ne gâchez pas l'occasion avec des phrases comme « c'est pour te récompenser d'avoir ramassé tes jouets cette semaine », une phrase qui, en plus, est un mensonge et vous le savez. Vous savez parfaitement que vous l'amèneriez au zoo de toute façon, que vous l'amenez par amour parce que c'est votre enfant, que vous l'aimez quoi qu'il fasse, inconditionnellement, que vous désirez le rendre heureux et que vous voulez profiter de la fin de semaine ensemble. Pourquoi cacher cet amour à votre enfant et faire semblant qu'il s'agit d'une récompense?

Pour revenir à la nourriture, en plus du problème pédagogique avec lequel vous pouvez être en accord ou non, l'utiliser comme récompense, ou comme punition, ajoute un problème nutritionnel. Parce que la récompense ne sera jamais une bette et la punition ne sera jamais du chocolat, mais plutôt le contraire, idéalisant encore une fois les aliments dont votre enfant ne devrait pas abuser.

La situation la plus ridicule, si on s'arrête à y penser, est celle où on dit « Si tu ne finis pas tes fèves, tu n'auras pas de gâteau ». Chaque fois que j'entends une phrase comme celle-là, je dois faire des efforts pour ne pas rire. Si l'enfant n'a plus faim, comment croyez-vous qu'il pourra manger du gâteau après les fèves? La logique serait précisément le contraire : « Comme tu as mangé beaucoup de fèves aujourd'hui, il vaudrait mieux que tu ne manges pas de gâteau », ou encore « Mieux vaut arrêter de manger des fèves, rappelle-toi qu'on a du gâteau ».

Des expériences ont démontré que, quand les enfants ont sous la main un aliment quelconque, mais qu'on ne les laisse pas en manger, ils ne le désirent que d'autant plus[17]. En d'autres mots, s'il y a des bonbons à la maison, passer la journée à dire « les bonbons, c'est assez » ne fera qu'amener les enfants à en demander plus. Si vous ne voulez pas que votre enfant s'habitue à manger des bonbons, le mieux serait qu'il n'y en ait pas à la maison, et ainsi vous n'aurez pas à en parler.

Les stimulants d'appétit

> *Nous avons un bébé de presque onze mois qui nous inquiète beaucoup. Depuis sa naissance, il n'a jamais bien mangé (il n'a tété que six semaines) et, à trois mois, nous avons dû lui donner le lait du biberon à la cuillère, parce qu'il refusait le biberon et que c'était la seule façon de lui faire avaler quelque chose. À l'âge de cinq mois, je l'ai amené chez un nouveau pédiatre qui m'a prescrit un stimulant d'appétit appelé Pantobamin qui a donné des résultats épatants pendant six semaines, mais le problème est revenu lorsqu'on a arrêté. Nous avons recommencé à lui en donner à neuf mois; ça n'a pas eu le même effet, mais il mangeait mieux. Maintenant, depuis que nous avons cessé de lui donner le stimulant, c'est pire encore. Il fait ce qu'il n'avait jamais fait auparavant : il vomit. De plus, dès qu'on lui met la cuillère dans la bouche (à la première bouchée), il commence à avoir des haut-le-cœur. Il vomit tous les jours. Si ce n'est pas son petit déjeuner, c'est son déjeuner, sinon son goûter, et si on s'en est tiré jusque là, il est certain qu'il vomira son dîner. L'heure des repas est devenue un véritable enfer. Sa mère, qui est celle qui passe le plus de temps avec lui, est allée consulter un thérapeute parce qu'elle s'inquiète tellement avec toute cette question de nourriture, qu'elle craint que son bébé ne grandira pas comme les autres si le problème n'est pas résolu.*

Il existe sur le marché deux types de stimulants d'appétit : ceux qui fonctionnent et ceux qui ne fonctionnent pas.

1. Ceux qui *ne fonctionnent pas* sont des combinaisons plus ou moins fantaisistes de vitamines et d'ingrédients bizarres, qui portent habituellement un nom impressionnant faisant référence au métabolisme, à la croissance, au dynamisme, au transfert d'énergie ou autres choses du même genre. Ils sont l'équivalent moderne du « Tonique-qui-guérit-tout du docteur Untel » que vendent les charlatans dans les westerns (en fait, quelques-uns contiennent encore de l'alcool comme à l'époque). Ils sont en général inoffensifs, en petites doses et sur de courtes périodes de temps, mais ils ne sont pas toujours exempts de danger. Il est toujours possible que vous soyez allergique à l'un de ses excipients ou colorants, et les effets toxiques de certaines plantes « stimulantes », comme le ginseng, ont été rapportés. De plus, certains minéraux et vitamines peuvent être toxiques s'ils sont consommés en quantité excessive.

Presque tous les médecins sont d'accord pour dire que ces « toniques » sont absolument inutiles, mais plusieurs les prescrivent comme placebo. Un placebo (qui signifie en latin « je plairai ») est un faux médicament qu'on donne au patient pour le contenter. Il est parfois plus facile et rapide de donner à un patient une ordonnance « pour qu'il se taise » plutôt que de lui dire la vérité. Il arrive également que certains patients exigent un médicament quel qu'il soit, et le médecin doit parfois se rendre et prescrire un placebo inoffensif de peur que le patient ne se procure par ses propres moyens un médicament plus dangereux. (En Espagne, malheureusement, il est très facile de se procurer des médicaments sans prescription.). Par conséquent, si vous ne voulez pas d'un placebo, dans telle ou telle situation, il serait bon d'en parler au médecin dès le départ et de le lui rappeler de temps à autre : « Je n'aime pas donner de médicaments sans raison à mon enfant. Si vous croyez qu'il guérira seul, il n'est pas nécessaire de lui prescrire quoi que soit. » Plusieurs pédiatres vous répondront avec un sourire de soulagement.

2. Ceux qui *fonctionnent*, c'est autre chose. Presque tous contiennent de la cyproheptadine (mélangée avec diverses vitamines pour distinguer telle marque de telle autre).

Il est important de savoir que l' « envie de manger » n'est pas dans l'estomac, tout comme l'amour n'est pas dans le cœur. L'appétit est dans (ou est contrôlé par) le cerveau. La cyproheptadine (et certaines substances semblables, comme la dihexazine) agit sur le centre cérébral de l'appétit, de la même façon que les pilules pour dormir agissent sur le cerveau. La cyproheptadine est en réalité une drogue psychoactive et ses principaux effets secondaires sont : la somnolence (un effet fréquent qui peut affecter le rendement scolaire), la sécheresse de la bouche, les maux de tête, les nausées et, plus rarement, les crises d'hypertension, l'agitation, la confusion ou les hallucinations, et la diminution de la sécrétion de l'hormone de croissance (afin que l'enfant soit petit et gras pour conclure le traitement!). L'intoxication (si l'enfant trouvait le médicament et décidait d'avaler toute la bouteille) peut provoquer un sommeil profond, de la faiblesse et un manque de coordination musculaire, des convulsions et de la fièvre.

Bien entendu, ces effets secondaires graves sont très rares; nous ne les mentionnons pas pour vous alarmer si jamais vous avez déjà donné ces médicaments à votre enfant (si nous vous racontions tous les effets secondaires possibles de médicaments aussi courants que l'amoxicilline ou le paracétamol, là aussi, vous auriez peur). Chaque fois qu'on prend un médicament, on court un risque. Toutefois, lorsque quelqu'un est malade et qu'il requiert des soins, le risque encouru est très inférieur aux bienfaits. Le problème avec les stimulants d'appétit est que les enfants qui en prennent ne sont pas malades et n'ont pas besoin de traitement; le bénéfice est nul et le risque, si petit et si ténu soit-il, est inadmissible.

Il n'y a aucun doute que le pire danger de la cyproheptadine est précisément qu'elle fonctionne : l'enfant mange plus. Plus que nécessaire, plus qu'il ne le faudrait. Heureusement, l'effet disparaît aussitôt que l'enfant cesse de prendre le médicament, et la majorité des enfants recommencent à perdre en quelques jours le poids qu'ils avaient pris (s'ils en avaient pris). Cet

« effet rebond » tend à démontrer à la famille que le médicament est inutile, et on cesse de l'utiliser. Mais certains parents succombent à la tentation de continuer à l'utiliser de façon continue, pendant des mois et même des années. Quel effet peut avoir sur un enfant le fait de trop manger pendant des mois ou des années, en faisant moins d'exercice physique à cause de la somnolence ? Rien de bon, c'est certain.

On a aussi utilisé des herbes et divers produits « naturels » pour faire manger les enfants. Tous ces produits, aussi « naturels » soient-ils, peuvent être classés dans l'un des deux groupes précédents : ceux qui fonctionnent et ceux qui ne fonctionnent pas (le problème est que, parfois, nous ne disposons pas de données suffisantes pour les distinguer). S'ils ne fonctionnent pas, pourquoi perdre son temps et son argent ? Et s'ils fonctionnent, leurs dangers seront similaires à ceux de la cyproheptadine. Premièrement, parce que s'ils augmentent véritablement l'appétit, ils agissent probablement sur le cerveau. Deuxièmement, parce qu'on ne peut pas faire manger un enfant plus que nécessaire sans nuire, à la longue, à sa santé.

Heureusement, les vins de quinquina et autres breuvages alcooliques, qu'on utilisait il y a quelques années pour ouvrir l'appétit, sont maintenant passés de mode. Il va sans dire qu'il ne faut jamais donner d'alcool à un enfant.

En définitive, les stimulants d'appétit sont inutiles lorsqu'ils ne fonctionnent pas et dangereux lorsqu'ils fonctionnent, leur effet est passager et ils ont un effet rebond. On ne doit jamais les utiliser.

Un témoignage de première main

Que nous raconteraient nos enfants s'ils pouvaient parler ? Peut-être quelque chose comme ceci :

> *Depuis que j'ai neuf mois, j'ai remarqué que mes parents ont commencé à devenir insistants avec la nourriture. Jusqu'alors, ils me nourrissaient assez bien; puis ils ont commencé à vouloir me donner une autre cuillerée*

quand j'avais déjà fini mon repas. Un jour, ils ont essayé de me faire manger quelque chose de répugnant et de gélatineux qu'ils appelaient du foie. Ils disaient que c'était bon pour moi. Au début, il s'agissait de cas isolés, et je ne leur ai pas accordé d'importance. Des fois, pour leur faire plaisir, je mangeais une bouchée supplémentaire, même si je me sentais ensuite lourd pendant tout l'après-midi et que je devais manger un peu moins le soir. Aujourd'hui, je le regrette et je me demande si je n'aurais pas dû tenir bon dès le début. Est-il vrai que « Si tu cèdes devant tes parents, ne serait-ce qu'une seule fois, tu vas les gâter, et ils vont devenir de plus en plus exigeants » ? J'ai toujours pensé que j'élèverais mes parents en faisant preuve de patience et en dialoguant, loin de l'autoritarisme du passé… mais aujourd'hui, en voyant ce qui est arrivé, je ne sais plus quoi penser.

Le vrai problème a commencé il y a un mois et demi, lorsque j'avais dix mois. J'ai commencé à me sentir mal soudainement. J'avais mal à la tête, au dos et à la gorge. Mais le pire, c'étaient les maux de tête; le moindre bruit résonnait et me traversait le corps de haut en bas et de bas en haut. Lorsque ma grand-mère m'appelait « Chéri, Chéri » (elle m'appelle toujours ainsi, et je dois avouer que ça me plaît plus que Jonathan), je sentais que ma tête allait exploser. Et, pour comble, au lieu de me soulager en pleurant, comme les autres fois, mes propres pleurs me cassaient les oreilles, et c'était pire à chaque fois. Cette espèce de pâte jaunâtre qui apparaît quelquefois dans ma couche (je ne sais pas d'où elle sort, mais ma mère me défend de jouer avec) a changé elle aussi; elle sentait mauvais et me chauffait les fesses. Alex, un ami du parc, qui a treize mois, m'a dit que c'était un virus sans importance. Mes parents ne doivent pas en connaître autant qu'Alex parce qu'ils paraissaient préoccupés et semblaient ne pas savoir quoi faire.

Pendant près d'une semaine, je ne pouvais même pas avaler. Dieu merci ! Je prenais encore le sein, et le lait descendait bien, mais il en était tout autrement avec les solides. J'avais la gorge si enflée que je finissais par vomir. Et le plus étrange, c'est que je n'avais même pas faim. Je disais à mes parents ce qui se passait, mais ils ne comprenaient rien. Ils me découragent parfois, et je pense qu'il est temps qu'ils apprennent à parler. Ils comprenaient tout de travers. Je pleurais faiblement et pendant longtemps, en ayant l'air de dire « Prends-moi dans tes bras » et eux me laissaient là dans mon berceau. Je faisais la moue en leur signifiant que « Aujourd'hui, je n'ai envie de rien », et ils me donnaient plus de nourriture. Je faisais la grimace en voulant dire « Une bouchée de plus et je vomis », et eux se mettaient en colère, criaient et disaient que je faisais des « caprices ».

Heureusement que les maux de tête et les autres symptômes n'ont duré que quelques jours. Mais par la suite, mes parents n'ont plus jamais été les mêmes. Ils continuent à insister pour que je mange de la nourriture dont je ne veux pas. Et pas seulement une bouchée de plus comme avant : ils cherchent maintenant à me faire manger deux fois ou trois fois plus qu'à l'habitude. Ils se comportent de façon très étrange. Un moment, ils semblent euphoriques et font le clown avec la cuillère en criant : « l'avion, regarde l'avion, vrrrrroum »; le moment d'après, ils se fâchent et essaient de m'ouvrir la bouche de force, ou encore ils deviennent émotifs et se mettent à pleurnicher. J'ai pensé qu'ils avaient peut-être attrapé le virus… Quoi qu'il en soit, l'heure des repas est devenue un vrai supplice. Juste d'y penser, j'ai envie de vomir et je perds le peu d'appétit que j'avais…

Chapitre 4

Des calendriers d'alimentation

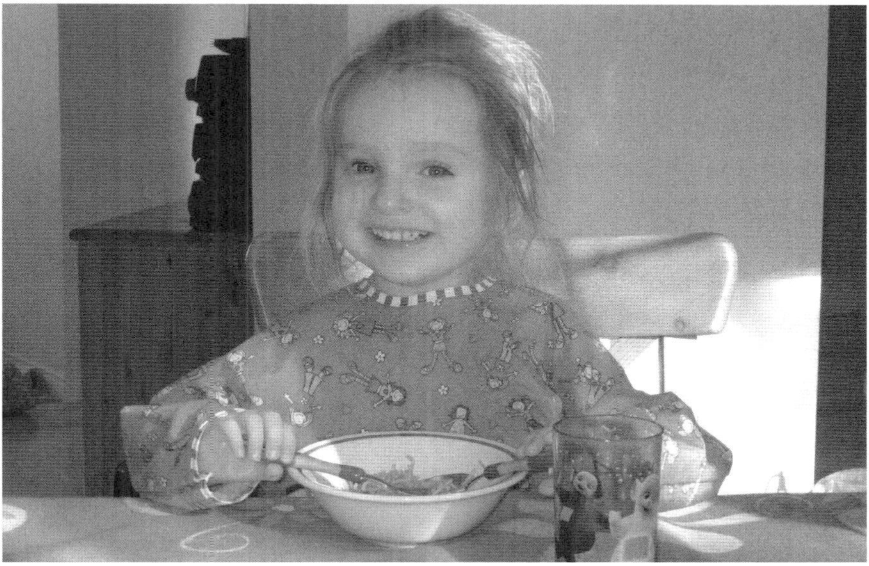

Blanche

Il est impossible de donner, sur des bases scientifiques, des recommandations détaillées sur l'alimentation des nourrissons et des jeunes enfants. Les comités d'experts qui ont abordé le sujet ont été extraordinairement prudents et leurs conclusions très peu spécifiques.

Les recommandations de l'ESPGHAN

La Société européenne de gastroentérologie, hépatologie et nutrition pédiatrique (ESPGHAN) a publié en 1982 des normes pour l'alimentation complémentaire. Après avoir révisé des centaines d'études scientifiques, les experts de neuf pays en sont venus à formuler les sept recommandations que voici :

1. Avant de prodiguer quelque conseil, il faut tenir compte de l'environnement socioculturel de la famille, l'attitude des parents et la qualité de la relation mère-enfant.

2. En général, le *Beikost* ne doit pas être donné avant l'âge de trois mois ni après six mois. On doit commencer avec de petites quantités, et tant sa variété que sa quantité doivent augmenter peu à peu.

3. À six mois, pas plus de 50 pour cent de la consommation de calories ne doit provenir du *Beikost*. Pendant le reste de la première année, le lait maternel, le lait artificiel et les produits laitiers équivalents doivent être donnés en quantité supérieure à 500 ml par jour.

4. Nul n'est besoin de spécifier le type de *Beikost* (céréales, fruits, légumes) qu'il faut introduire en premier. À cet égard, il faut prendre en compte les coutumes nationales et les facteurs économiques. Il n'est pas nécessaire de faire des recommandations détaillées sur l'âge auquel on peut introduire les protéines animales différentes du lait; mais il vaut probablement mieux retarder de cinq ou six mois de plus l'introduction de certains aliments hautement allergènes, comme les œufs et le poisson.

5. Les aliments contenant du gluten ne devraient pas être donnés avant quatre mois. Même qu'il serait recommandable d'attendre plus longtemps, jusqu'à l'âge de six mois.

6. Les aliments à haute teneur en nitrates, comme les épinards ou la betterave, devraient être évités durant les premiers mois.

7. Il faut porter un soin particulier à l'introduction du *Beikost* aux enfants avec des antécédents familiaux d'atopie, pour lesquels les aliments potentiellement très allergènes doivent être strictement évités au cours de la première année.

Bien que les normes de l'ESPGHAN soient rédigées en anglais, elles utilisent le terme allemand *Beikost* en référence à toute chose qu'un bébé mange qui n'est ni lait maternel ni lait artificiel. Cela comprend les jus et les tisanes, les purées, les biscuits de dentition, les biberons additionnés de céréales ou les bouts de saucisse. L'expression équivalente en français serait *alimentation complémentaire*; en anglais, on parle habituellement de *solids*. Suite à une traduction très littérale, de nombreux livres traduits de l'anglais parlent de l' « introduction des solides ». Il existe toujours quelqu'un pour se saisir de cette erreur (ou de cette nuance) comme planche de salut : « Voyez, on dit pas de solides avant six mois, mais pas un mot sur les liquides. Le jus d'orange et les deux cuillerées de céréales dans le biberon doivent être donnés beaucoup plus tôt. » Mais il faut bien comprendre que dans cette acception, l'anglais *solids* réfère aussi aux aliments liquides ou en purée, au même titre qu'en parlant de « premiers aliments », nous pouvons faire allusion à un aliment qui n'a pas été broyé. Rien avant six mois, ni biberons « épaissis », ni jus, ni camomille… Rien.

En 2008, l'ESPGHAN publie un nouveau document[47]. Nous retranscrivons intégralement ses recommandations finales :

- L'allaitement maternel exclusif ou complet est souhaitable jusqu'à six mois. Aucun nourrisson ne devrait recevoir d'alimentation complémentaire avant l'âge de 17 semaines et tous les nourrissons devraient avoir commencé l'alimentation complémentaire à l'âge de 26 semaines.

- Le terme « alimentation complémentaire » devrait inclure tous les aliments solides et liquides autres que le lait maternel, les préparations lactées pour nourrissons ou les laits de suite. Le Comité est d'avis qu'inclure les substituts du lait maternel dans les aliments complémentaires n'est d'aucune utilité et peut même prêter à confusion.

- Bien qu'en théorie divers aliments complémentaires pourraient être particulièrement bénéfiques pour les bébés allaités ou ceux nourris au lait artificiel, le Comité considère que toute tentative d'établir et d'appliquer des recommandations distinctes pour les bébés allaités et ceux nourris au lait artificiel risque de présenter des difficultés pratiques considérables et est, par conséquent, peu souhaitable.

- Il n'a pas été prouvé qu'éviter ou retarder l'introduction d'aliments potentiellement allergisants, comme le poisson et les œufs, réduise les allergies, ni chez les enfants considérés comme à risque, ni chez les autres.

- Pendant la période d'alimentation complémentaire, plus de 90 % des besoins en fer du bébé allaité doivent être comblés par les aliments complémentaires. Ceux-ci devraient fournir suffisamment de fer assimilable par l'organisme.

- Le lait de vache est pauvre en fer. Il ne doit pas être utilisé comme boisson principale avant 12 mois, bien que de petites quantités puissent être ajoutées aux aliments complémentaires.

- Il est plus prudent d'éviter l'introduction précoce (avant 4 mois) ou tardive (après 7 mois) du gluten et de l'introduire graduellement pendant que l'enfant est encore allaité, ce qui peut réduire le risque de maladie coeliaque, de diabète de type 1 et d'allergie au blé.

- Les nourrissons et les enfants en bas âge qui ont un régime végétarien devraient recevoir du lait (lait maternel ou artificiel) en quantité suffisante (500 ml) et des produits laitiers.

- Les nourrissons et les enfants en bas âge ne devraient pas avoir un régime végétalien [végétarien strict, sans lait ni œufs].

Comme résumé final, il faut reconnaître que ce n'est pas très précis. Dans le document, il y a quelques autres recommandations qui n'ont pas été retenues dans la liste finale :

- Introduire les aliments un à un.

- Introduire les aliments non broyés avant l'âge de dix mois.

- N'ajouter ni sel, ni sucre, restreindre les jus (parce qu'ils sont trop sucrés).

Les recommandations de l'AAP

L'Académie américaine de pédiatrie (AAP)[19] a publié des recommandations pour l'alimentation infantile en 1981. Comme les normes européennes, elles n'établissaient aucune norme détaillée quant à l'ordre ou aux quantités des divers aliments. L'introduction d'autres aliments ne se fait pas tant en fonction de l'âge qu'au degré de développement du bébé. L'enfant est prêt à commencer à prendre d'autres aliments quand :

- Il est capable de s'asseoir sans aide. (Il serait difficile de donner à manger à un enfant qui tombe continuellement sur le côté.)
- Il a perdu le réflexe de protrusion de la langue, qui fait que les bébés poussent la cuillère avec la langue. Probablement que l'utilité première de ce réflexe est d'empêcher que les bébés n'avalent des mouches, des roches ou des saletés. Jusqu'à ce qu'ils aient suffisamment de discernement pour distinguer ce qui se mange de ce qui ne se mange pas, ils crachent tout, au cas où. Il existe peu de spectacles aussi pénibles qu'une mère essayant de donner de la purée à un enfant qui a encore le réflexe de protrusion de la langue : la purée sur le bavoir, dans la couche, dans les cheveux de l'enfant, dans ceux de la mère, sur la chaise haute, sur le sol… de la purée partout, sauf dans la bouche du petit ange.
- Il démontre de l'intérêt pour la nourriture des adultes. Un jour ou l'autre, lorsqu'il vous verra manger, votre enfant essaiera d'en prendre un peu.
- Il sait montrer sa faim et sa satiété avec des gestes. En voyant quelqu'un s'approcher avec une cuillère, l'enfant qui a faim ouvre la bouche et avance la tête. L'enfant qui est repu ferme la bouche et tourne la tête. De cette façon, la mère sait que l'enfant a fini de manger. Si l'enfant est trop jeune pour démontrer clairement qu'il est rassasié, on court le risque que la mère, sans le savoir, lui donne plus de nourriture que ce qu'il veut. Étant donné qu'il ne faut jamais, jamais, jamais obliger un enfant à manger, il ne faut pas donner de nourriture à un bébé qui ne serait pas capable de la refuser quand il n'a plus faim.

Les Nord-Américains insistent aussi sur la nécessité d'introduire les nouveaux aliments un à un, en petites quantités et à une semaine d'intervalle au moins. On peut ainsi voir si l'enfant tolère l'aliment.

Ces normes de 1981 sont « périmées », elles ne font plus partie des recommandations en vigueur à l'AAP, mais elles n'ont pas été remplacées par d'autres normes de même type. Ceci indique le peu d'importance que l'AAP accorde à ce sujet : les enfants peuvent s'alimenter sans qu'il soit nécessaire qu'il existe de recommandations officielles.

La recommandation de l'AAP sur l'allaitement maternel[48] qui est en vigueur ratifie, en ce qui nous concerne, celle de 1997[20]. En ce qui a trait à l'alimentation complémentaire, on recommandait :

- L'allaitement maternel exclusif et à la demande jusqu'à l'âge de six mois.
- L'introduction progressive d'aliments complémentaires (de préférence riches en fer) au cours de la seconde moitié de la première année, en poursuivant l'allaitement maternel au moins jusqu'à l'âge d'un an, et ensuite aussi longtemps que la mère et l'enfant le voudront bien.

Les recommandations de l'OMS et de l'UNICEF

Ces organisations internationales recommandent[21], entre autres :

- De donner exclusivement du lait maternel jusqu'à l'âge de six mois.
- D'offrir une alimentation complémentaire à partir de l'âge de six mois environ.
- De poursuivre l'allaitement, en offrant les aliments complémentaires adéquats, jusqu'à l'âge de deux ans ou plus.
- D'offrir des aliments variés.
- Jusqu'à l'âge de douze mois, d'offrir le sein avant les autres aliments.
- Les enfants de moins de trois ans doivent manger cinq ou six fois par jour (au moins).
- Offrir de préférence des aliments riches en calories, en fer et en vitamine A. Si nécessaire, ajouter un peu d'huile ou de beurre aux légumes pour augmenter la teneur en calories (bien sûr, l'huile d'olive, si vous en avez sous la main, est préférable au beurre ou aux autres huiles).

La science-fiction et l'alimentation des enfants

Comme nous le voyons, les recommandations des experts du monde entier ne sont pas très détaillées. Il n'y a aucune piste sur l'ordre selon lequel il faut introduire les différents aliments, à quel âge et encore moins sur la quantité, l'heure du jour ou le jour de la semaine où on doit les donner au bébé. Cependant, il est facile de lire des normes incroyablement détaillées. Par exemple :

« À une heure de l'après-midi, une purée de légumes avec 50 g de papari, 30 g de patani, 30 g de frescano. Les lundis, mercredis et vendredis, ajouter une demi-pichaguette de calate; les mardis, jeudis et samedis, 50 g de birnala…

« À cinq heures de l'après-midi, un demi-frista, une demi-alasi, un demi-kourpa, le jus d'une demi-saritoque… »

Nous avons utilisé ici des noms d'aliments inventés pour éviter qu'une mère, en lisant rapidement, voit la recette et la prenne en note.

Il est certain que vous avez déjà entendu ou lu des instructions semblables à celles-ci. Vous avez peut-être même essayé de les suivre. Ça n'a jamais piqué votre curiosité ? Pourquoi, par exemple, un fruit en après-midi et non le matin ? Pourquoi 50 g de patates et non 40 ? Des céréales à six mois et des fruits à sept mois, ou les fruits en premier et les céréales ensuite ? La demie d'une grande banane ou la demie d'une petite banane ? Pourquoi la moitié d'une poire et la moitié d'une pomme et non un jour une poire entière et le lendemain une pomme entière ?

Si une mère avait essayé de formuler une de ces questions, peut-être aurait-elle obtenu un confiant « parce que c'est ainsi » ou un conciliant « en réalité, ça importe peu », ou même un regard silencieux et outré. Des mères ont entendu des réponses vraiment originales.

Une amie française, par exemple, qui vit en Espagne a demandé à son pédiatre s'il était indispensable de mélanger cinq fruits dans la même purée. Dans son pays (ou du moins dans sa ville), la coutume était de donner un fruit différent chaque jour. « C'est que ce mélange est parfaitement équilibré », lui a-t-il répondu.

En d'autres occasions, nous avons entendu dire que les céréales doivent nécessairement être mélangées au lait parce que si on les prépare uniquement avec de l'eau, leur densité calorique (c'est-à-dire la quantité de calories par millilitre) sera trop basse. L'idée est ingénieuse, mais laisse un mystère non résolu : pourquoi n'ajoute-t-on pas de lait aux fruits ou aux légumes, dont la densité calorique est beaucoup plus basse que celle des céréales ?

De plus, il est curieux que les recommandations détaillées ne coïncident presque jamais. Elles n'ont jamais coïncidé au fil des ans (voir l'appendice *Un peu d'histoire*) et elles ne coïncident toujours pas aujourd'hui. Dans divers livres, divers pays, diverses villes, divers quartiers, on propose des calendriers d'alimentation tout à fait différents. J'ai connu un centre de santé où travaillaient quatre pédiatres. Les infirmières y étaient chargées de donner aux mères des recommandations écrites pour l'alimentation des nourrissons. « Qui est votre pédiatre ? », demandaient-elles avant de leur remettre la feuille. Il y avait quatre feuilles différentes !

Pourquoi les vrais experts ne fournissent-ils pas des instructions plus détaillées sur l'alimentation des enfants ? Parce qu'ils ne peuvent faire que des recommandations fondées sur des données probantes. Ce n'est pas toujours une base très solide, et elle sera toujours sujette à révision suite à de nouvelles découvertes… mais, au moins, c'est une base.

On dit, par exemple, que les bébés qui sont exclusivement allaités n'ont pas besoin de boire de l'eau parce que plusieurs études menées en climat chaud, même désertique, ont démontré que les bébés allaités (à la demande, bien sûr) et qui ne boivent pas d'eau se portent parfaitement bien. On dit que les « infusions pour bébés », ces sachets de poudre qui se mélangent à l'eau pour faire des « tisanes », ne conviennent pas du tout aux bébés parce qu'on a observé des centaines de cas de caries graves causées par leur teneur en sucre élevé.

On recommande l'allaitement exclusif jusqu'à l'âge de six mois suite à une étude scientifique[22] où l'on a divisé au hasard des bébés en deux groupes. Un groupe était allaité exclusivement au sein jusqu'à six mois et commençait par la suite les aliments complémentaires (en poursuivant l'allaitement). L'autre groupe commençait à quatre mois. Ceux qui avaient commencé l'alimentation complémentaire plus tôt n'ont pas pris de poids plus rapidement, et on n'a observé aucun avantage. Par contre, il a été démontré qu'il buvaient moins au sein. Aucune étude scientifique n'a encore été menée pour comparer l'introduction de l'alimentation complémentaire à six mois par rapport à huit mois; il est possible qu'au cours des prochaines années nous ayons de nouvelles surprises.

On dit que les aliments contenant du gluten devraient être introduits graduellement et en petites quantités parce qu'on a observé qu'une introduction trop rapide provoquait chez certains enfants de graves attaques de maladie coeliaque (une maladie des intestins qui, plus elle apparaît tôt, plus elle est grave).

On dit de retarder les aliments plus allergènes (comme le lait, les œufs, le poisson et le soja) parce qu'on a vu que, plus ils sont introduits tôt, plus le risque de développer des allergie est grand.

Mais de quelles données disposons-nous pour recommander les céréales avant les fruits, ou vice versa? Aucune. Uniquement des opinions personnelles de différentes personnes : « Je crois qu'il faut commencer par les céréales parce qu'elles sont plus riches en protéines. » « Foutaises ! Il faut commencer par les fruits parce qu'ils contiennent plus de vitamine C. »

Pour en avoir le cœur net, il faudrait faire une expérience : donner à cinquante enfants les fruits en premier et à cinquante autres les céréales, et attendre de voir ce qui se passe. Évidemment, tous les autres aliments et les circonstances devraient être identiques dans les deux groupes.

Personne n'a encore fait cette expérience. Et il est probable que personne ne la fera jamais.

Supposons que quelqu'un fasse l'expérience. Quel résultat faudrait-il mesurer ? La mortalité infantile ? Non, bien sûr, aucun enfant ne mourrait d'aucune des deux diètes. Quelle diète cause le plus d'allergies ? Cela pourrait fonctionner si l'on comparait des fruits et du poisson. On l'a déjà fait, et c'est pourquoi nous donnons du poisson plus tard. Mais entre les fruits et les céréales, pour autant que nous sachions, il n'y aurait pas beaucoup de différences en ce qui a trait aux allergies. Quelle nourriture préfèrent-ils, laquelle acceptent-ils le mieux, laquelle vomissent-ils le moins ? Supposons qu'il y ait des différences, elles seraient probablement individuelles : certains aimeraient mieux les fruits et certains aimeraient mieux les céréales. Il vaut donc mieux faire le test soi-même et donner à son enfant ce qu'il aime et non pas ce que 70 pour cent des enfants ont aimé au cours d'une expérience.

Il est clair qu'on ne verra pas tous les effets à courte échéance. Si nous attendons quelques mois, des différences entre les deux groupes apparaîtront peut-être. Peut-être qu'à l'âge d'un an, certains pèseront plus que d'autres, par exemple. Mais cela nous force à prendre une décision difficile : la meilleure diète est-elle celle avec laquelle ils engraissent le plus, parce qu'elle évite la malnutrition, ou celle avec laquelle ils engraissent le moins, parce qu'elle prévient l'obésité ? Dans la plus grande partie du monde, le plus grave problème est la malnutrition. Dans les pays industrialisés toutefois, presque personne ne meurt de malnutrition tandis que l'obésité est une authentique épidémie, avec de graves conséquences pour la santé.

Peut-être qu'il n'est pas si important de voir qui est plus gras ou plus maigre, mais plutôt qui est en meilleure santé. Devrions-nous attendre quelques mois de plus pour voir qui marchera le plus tôt, ou qui commencera le premier à parler, et avec le meilleur vocabulaire ? Évidemment, à quoi lui servirait de parler plus tôt si, plus tard, il échoue à l'école ? Et, à quoi ça sert d'avoir les meilleures notes à l'école, s'il ne trouve pas d'emploi ? Et la diète d'un enfant influencera-t-elle son état de santé après quelques années ? Aura-t-il plus ou moins de cholestérol, plus ou moins de cancer, plus ou moins d'infarctus ?

Finalement, que notre étude scientifique dure trente ou quarante ans, nous ne trouverons probablement jamais de différences importantes entre ceux qui ont commencé par les fruits et ceux qui ont commencé par les céréales. Ou nous en trouverons peut-être une et nous ferons alors face à un autre problème : que ferons-nous du résultat?

Imaginons, par exemple (tout ce qui suit est de la pure invention) que, à un an, les enfants qui ont commencé par les fruits pèsent 150 g de plus que ceux qui ont commencé par les céréales; qu'ils commencent à marcher trois semaines plus tôt, qu'ils ont les plus mauvaises notes en mathématiques à l'âge de dix ans, mais les meilleures notes en histoire à quinze ans; qu'ils sont moins touchés par le chômage à vingt-cinq ans, mais qu'ils ont des emplois moins bien rémunérés; que leur taux de cholestérol est très élevé, mais que leur pression est très basse; qu'ils ont 15 pour cent de plus de cancer de l'estomac à quarante ans, mais 20 pour cent de moins d'arthrose à cinquante ans...

En tant que mère et en détenant toutes ces données, en supposant qu'elles soient toutes sûres et fiables, vous devez prendre une décision : commencez-vous par les fruits ou par les céréales?

Il est certain que nous avons été quelque peu pessimistes. En premier lieu, nous avons supposé que nous ne trouverions aucune différence importante et, en second lieu, qu'il y a des différences significatives, mais qu'elles s'annuleraient entre elles. Il existe une troisième possibilité (bien que peu probable) : que notre étude découvre des différences claires entre les deux diètes. Imaginons qu'il soit scientifiquement démontré, au-delà de tout doute, que ceux qui commencent par les fruits sont, toute leur vie, en meilleure santé, plus beaux, intelligents et heureux que ceux qui ont commencé par les céréales. Nos recherches ont pris plus de cinquante ans. Heureux et fiers, nous offrons au monde nos résultats. Et, au lieu d'un flot de remerciements, nous nous retrouvons inondés de nouvelles questions : On commence par les légumes ou le poulet? À six mois, à sept mois ou à sept mois et demi...? Commence-t-on par la pomme ou la poire, ou par la banane? Dans mon pays, on ne cultive ni les pommes ni les poires; je commence par la mangue, l'ananas ou la papaye? Une moitié de pomme ou une pomme entière? Lobo, Empire ou Granny Smith? Ont-elles les mêmes vitamines si elles viennent d'être cueillies que si elles sont entreposées dans une chambre froide? Avec la pelure, parce qu'elle contient plus de vitamines, ou pelée, parce que la pelure contient des pesticides? Nous devrions commencer une nouvelle étude scientifique pour répondre à chacune de ces questions.

C'est pour cette raison que nous avons commencé par dire que de telles études n'avaient jamais été menées et qu'elles ne le seraient jamais. Nous n'aurons jamais la réponse.

Deuxième partie

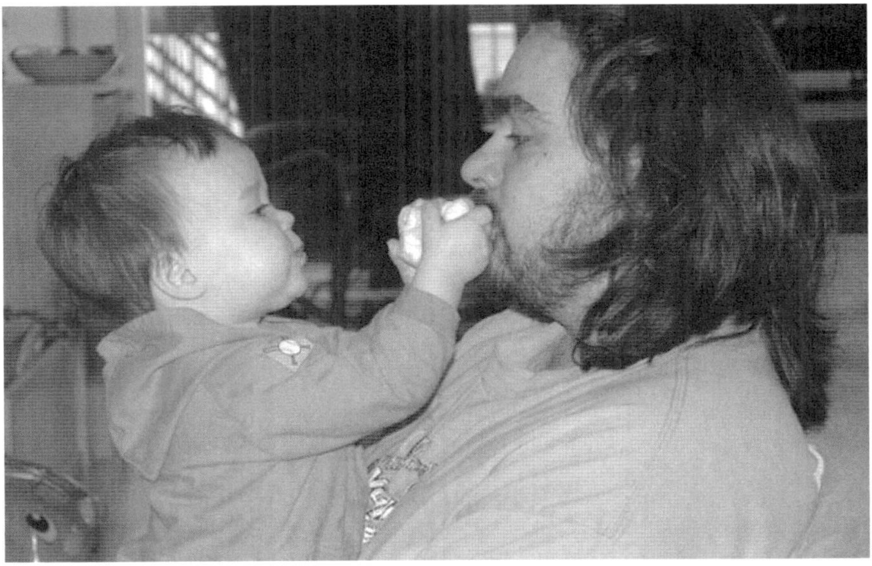

Félix et Tommy

Que faire si votre enfant ne mange toujours pas ?

Chapitre 5

Une expérience qui changera votre vie

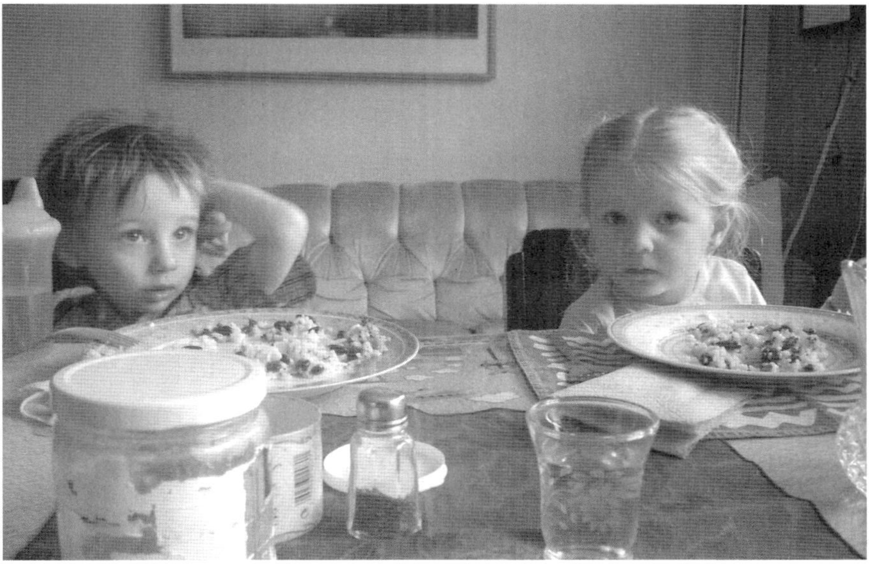

Sacha et Mélodie

Votre enfant ne mange pas. Il en est ainsi depuis des mois, peut-être des années. Vous avez tout essayé, mais la situation ne s'améliore pas. Vous anticipez avec horreur l'heure des repas et vous terminez tous deux la plupart de vos journées en pleurant.

Votre enfant ne changera pas. Du moins, pas avant que son propre corps ne lui demande plus de nourriture, peut-être vers l'âge de cinq ans ou peut-être à l'adolescence. Votre fillette de trois ans ne peut arriver demain, ou lundi ou vendredi, et dire : « Maman, j'y ai bien réfléchi et j'ai décidé qu'à partir de maintenant, je mangerai tout ce que tu me donneras sans dire un mot. De cette façon, tu comprendras que je t'aime beaucoup, et j'espère que notre relation s'améliorera après ce geste de bonne volonté. » Votre enfant ne peut raisonner ainsi, et si elle le faisait, elle serait dans l'incapacité de tenir sa promesse (car, comme nous l'avons expliqué, elle est physiquement incapable de manger plus que ce dont elle a besoin sans se rendre malade).

C'est pourquoi le seul espoir d'un changement vient de vous. Vous pouvez lui dire : « Ma chérie, j'ai beaucoup réfléchi et j'ai décidé qu'à partir de maintenant je n'essaierai pas de t'obliger à manger quand tu n'as pas faim, ni de te donner des aliments qui te lève le coeur. » Et vous pouvez tenir parole (même si, bien entendu, cela vous coûte).

Qu'il soit bien clair que nous ne sommes pas en train de proposer une nouvelle méthode pour que votre fille mange davantage. Elle mangera comme avant, plus ou moins. Il s'agit qu'elle mange avec plaisir et dans un délai raisonnable, et non pendant deux heures de pleurs, de luttes et de vomissements.

Qu'il soit aussi bien clair que nous ne parlons pas non plus d'affamer votre enfant. L'idée n'est pas : « Tu es une enfant mal élevée, alors je t'enlève ton assiette, et tu verras ce que c'est que de souffrir de la faim. Quand tu voudras manger, tu me le demanderas poliment. » Cela serait dangereux, en plus d'être injuste, et vous vous engageriez avec votre enfant sur une voie de « voyons voir qui de nous deux est la plus têtue » et, à ce chapitre, les enfants gagnent généralement. À deux reprises, j'ai vu (ou plutôt, on me l'a raconté des années plus tard) la méthode du « ne pas obliger l'enfant à manger » échouer. Dans les deux cas, on l'a utilisée comme punition (même si l'on n'a jamais utilisé ce mot précisément, ni même prononcé une parole).

Bien au contraire, ce que nous proposons est le respect de la liberté et de l'indépendance des enfants. La façon d'envisager la chose est plutôt : « Tu n'as plus faim, mon trésor ? Très bien, alors brosse-toi les dents et va jouer. »

Pour la majorité des mères, surtout si elles ont passé des années à se battre à chaque repas, il demeure très difficile de procéder à un tel changement et de cesser d'obliger leur enfant à manger. Tous les changements sont difficiles. Et la question de la nourriture en est une particulièrement angoissante. J'ai connu des mères qui, les premiers jours qu'elles ont essayé de ne pas obliger leur enfant à manger, ont dû quitter la pièce pour aller pleurer dans une autre. Vous croyez honnêtement que votre fille ne mangera pas si vous ne l'y obligez pas. Vous pensez qu'elle souffrira d'anémie ou même qu'elle se laissera « mourir de faim ».

Votre fille ne peut s'effondrer et mourir de faim. Pour se rendre gravement malade, elle doit d'abord perdre du poids. Beaucoup de poids. Rappelez-vous combien de poids elle a perdu à la naissance. De nombreux enfants perdent un quart de kilo en deux jours et le reprennent avant d'avoir une semaine sans aucun problème. Si votre fille ne mange pas, elle perdra du poids. Elle doit en perdre beaucoup pour être réellement en danger. Les petits enfants en Afrique, que nous voyons sur les photos et qui souffrent de dénutrition, ont perdu (ou n'ont jamais pris) de 5 à 7 kg.

Pourtant, il existe un moyen fort simple pour vous aider à contrôler l'état de santé de votre fille et vous assurer qu'elle ne court aucun risque : vous n'avez qu'à la peser. Tant que votre fille ne perd pas un kilo, il n'y a aucun problème. Je dis un kilo (peut-être un peu moins chez les bébés plus petits, disons 10 pour cent de son poids) parce que les faibles oscillations de poids sont parfaitement normales, et vous deviendriez folle si vous vous en préoccupiez. Si vous pesez votre fille avant et après qu'elle ait bu un verre d'eau, elle aura pris un quart de kilo. Et si vous la pesez avant et après qu'elle ait fait pipi et caca, elle en aura perdu presque un demi. Moins d'un kilo n'a pas d'importance et on est encore loin de ce qui pourrait s'avérer dangereux.

Même si les arguments présentés dans ce livre n'arrivent pas à vous convaincre, même si vous êtes toujours certaine que « si vous ne l'obligez pas, votre fille ne mangera pas », je vous supplie d'essayer cette méthode, à titre d'expérience. Vous n'avez rien à perdre. Vous avez passé des mois, si ce n'est des années, avec ce problème, vous avez tout essayé. Si vous avez raison, si ne pas obliger votre fille à manger fait qu'elle ne mangera pas, elle perdra un kilo et elle le perdra très rapidement. (Un nouveau-né peut perdre 250 g en deux jours, malgré qu'il boive au sein ou au biberon. Votre fille pourrait donc perdre un kilo en moins d'une semaine si vraiment elle ne mange rien du tout.) Si vous avez raison, cette expérience n'aura duré qu'une seule semaine ou moins. Recommencez à obliger votre fille à manger et elle récupérera rapidement ledit kilo. Et vous pourrez raconter à toutes vos voisines que le livre du docteur González n'est que pure sottise.

Mais si j'ai raison, si en cessant d'obliger votre fille à manger, elle ne perd pas un kilo, ça voudra dire qu'elle aura mangé la même chose, que vous l'ayez obligée ou non. Combien d'heures consacrez-vous à lui donner son petit déjeuner, son déjeuner, son goûter et son souper ? Plusieurs mères y passent près de quatre heures par jour, quatre heures de pleurs, de cris et de vomissements. Votre fille pourra maintenant prendre environ une heure par jour pour manger ses repas et, pendant une partie de ce temps, vous n'aurez même pas à être là. Pensez à toutes les choses que vous pourrez faire avec ce temps libre : lire des livres, en écrire, apprendre le piano… ou, simplement, faire d'autres choses plus agréables avec votre fille. Consacrer ces heures à lui raconter des histoires, à dessiner, à faire des jeux de construction, à jouer, à l'aider à faire ses tâches… Si l'expérience fonctionne, votre vie, celle de votre fille et celle de toute votre famille sera transformée.

En résumé, l'expérience est la suivante :

1. Pesez votre fille sur la balance.
2. Ne l'obligez pas à manger.
3. Pesez-la de nouveau après un certain temps.
4. Si elle n'a pas perdu un kilo, retournez au numéro 2.
5. Si elle a perdu un kilo, l'expérience est terminée. Faites ce que vous voulez.

Quelques précisions importantes

La balance

Une simple balance de salle de bain fera l'affaire, si elle fonctionne bien. Vous pouvez aussi procéder à la pesée à la pharmacie. Toujours sur la même balance et avec les mêmes vêtements (ou sans vêtements). Vous vous épargnerez des soucis si vous la pesez toujours à la même heure de la journée, mais ce n'est pas indispensable. Vous pouvez peser votre fille aussi souvent que vous le désirez. Je la pèserais tout au plus une fois par semaine, mais si vous êtes très inquiète, vous pouvez la peser chaque jour. N'essayez en aucun cas de l'obliger à manger si elle n'a pas perdu un kilo. Naturellement, on fait l'expérience lorsque l'enfant est en santé; si elle a une diarrhée importante, la grippe ou la varicelle, ce sera facile pour elle de perdre un kilo, que vous l'obligiez à manger ou non.

Ne pas l'obliger à manger

D'aucune façon, sans aucun stratagème, ni de bon gré, ni de mal gré. Je sais que vous n'attachez pas votre enfant à sa chaise et que vous ne la fouettez pas non plus. Quand on dit « ne l'obligez pas », nous voulons dire de ne pas faire « l'avion » avec la cuillère, ne pas la distraire avec des chansons ou avec la télé, ne pas lui promettre des choses si elle mange tout et ne pas la menacer de punitions. Ne la priez pas et ne la suppliez pas. Ne faites pas appel à son amour pour vous ni à l'intercession de sa grand-mère. Ne la comparez pas à ses frères et sœurs et ne parlez pas de « bonnes » filles et de « mauvaises » filles. Ne soumettez pas l'obtention du dessert à la condition qu'elle termine les autres plats…

Ne pas obliger un enfant à manger : un exemple pratique

Supposons qu'aujourd'hui vous servez des macaronis, du bifteck avec des pommes de terre et une banane pour dessert.

« Tu veux des macaronis? » « Oui. » Combien de macaronis votre fille a-t-elle l'habitude de manger avant que ne commence la dispute? Cinq?

Eh bien, mettez-lui-en trois dans son plat. Trois ! Pas trois cuillerées ni trois tas, mais bien trois macaronis. Laissez-la manger toute seule, avec ses doigts ou avec sa fourchette si elle sait s'en servir.

Si elle mange tout, vous n'avez pas à lui demander « Veux-tu encore des macaronis, mon amour ? ». Vous n'avez pas à le lui demander, car si elle en veut plus, elle le demandera. Si, après quelques minutes, elle ne les a pas mangés, vous lui demandez : « C'est fini ? Tu n'en veux plus ? » Si elle répond que non, vous enlevez l'assiette sans faire la tête et sans faire de reproches. Si elle répond que oui, mais qu'elle ne les mange pas, dites-lui aimablement qu'elle doit manger maintenant sinon vous enlevez l'assiette. Et faites-le si, après un certain temps, elle n'a donné aucun signe qu'elle a l'intention de manger. Les premiers jours, comme votre fille est tellement habituée à passer deux heures à manger, le changement la prendra par surprise. Soyez flexible, et si elle insiste pour que vous lui rapportiez son assiette, il vaut mieux céder.

Si votre fille est habituée à ce que vous lui mettiez la nourriture dans la bouche, tâchez d'éviter que le fait de la laisser manger seule lui paraisse comme une punition ou un manque d'amour. Si elle demande que vous la lui donniez, vous pouvez le faire. Si vous constatez qu'elle ne mange pas, mais qu'elle ne veut pas que vous lui retiriez son assiette, vous pouvez lui offrir aimablement : « Veux-tu que je t'aide à manger ? » Ne lui donnez pas à manger si elle ne vous l'a pas demandé, ou si elle n'a pas accepté que vous l'aidiez, et arrêtez de lui donner de la nourriture dès qu'elle commence à la refuser.

Dès le départ, il se peut également qu'elle refuse de goûter les macaronis. Sans perdre votre contenance, sans dire un mot plus haut que l'autre, offrez-lui le second plat.

Qu'elle ait mangé cinq macaronis ou qu'elle n'en ait mangé aucun, recommencez la même chose avec le deuxième plat : demandez-lui si elle en veut et mettez dans l'assiette une quantité moindre que ce que vous pensez qu'elle mange habituellement volontiers. Rappelez-vous que le morceau de bifteck que mangent certains enfants de deux ou trois ans (s'ils ont vraiment faim) a la taille d'un timbre-poste. Si elle ne veut que des pommes de terre, ne lui servez que des pommes de terre.

J'ai pris l'exemple des deux plats, car c'est la coutume dans plusieurs familles. Dans d'autres, on a l'habitude de ne manger qu'un seul plat, et c'est parfait. Il ne faudrait pas croire que je vous suggère d'en préparer absolument deux.

Lorsqu'elle ne veut plus du second plat, on passe au dessert. N'essayez pas de la soudoyer avec le dessert (« Si tu finis ta viande, je te donne de la crème glacée au chocolat »), ni de lui faire du chantage (« Il n'y aura pas de crème glacée tant que tu ne termineras pas ta viande »); encore moins de la ridiculiser (« Bon, voici le dessert; si tu avais si faim, tu aurais pu manger plus de viande ») ou de la culpabiliser (« C'est ça, je me tue à faire la cuisine, mais mademoiselle préfère un yogourt »). Si elle ne veut pas de dessert non plus, laissez-la aller jouer.

Rappelez-vous qu'une portion de desserts industriels a été pensée pour un adulte. Lorsque vous mangez un yogourt, vous en mangez un, pas une demi-douzaine. Vous ne pouvez pas prétendre que votre fillette de trois ans mange la même chose. Peut-être qu'elle le mangera et il n'y a pas de problème (mais elle ne mangera que cela). Si elle a mangé autre chose avant, il est peu probable qu'elle mange plus que le quart du yogourt. Il ne serait pas raisonnable de s'attendre à ce qu'elle le mange au complet. Et qu'on ne vienne pas me dire « moi, on m'en donnait deux », car ce n'est pas vrai.

De même, lorsque vous mangez une banane, une orange ou une pomme, vous n'en mangez probablement qu'une seule. Personne ne prend un régime de bananes et les mange comme s'il s'agissait de raisins. Il ne faut pas s'attendre à ce que votre fille mange une banane entière, ou une pomme entière, à moins que ce ne soit le seul aliment qu'elle mange.

N'utilisez pas non plus la punition suivante : « Je te garde ces macaronis et jusqu'à ce que tu les manges, froids et secs ou n'importe comment, tu ne mangeras pas autre chose. » Pour souper, donnez-lui ce qu'il y a à manger,

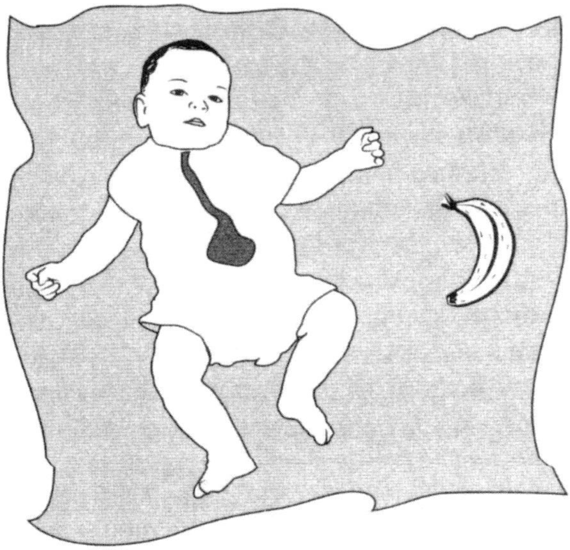

Un bébé de neuf mois et une banane dessinés à la même échelle. Où croyez-vous qu'il peut la mettre ?

comme à tout le monde. (Évidemment, dans plusieurs foyers, on mange les restes du midi. Faites-le si c'est ce que vous faites normalement à la maison, mais ne le faites pas pour la punir et ne le présentez pas non plus comme une punition.)

Supposons que votre fille ne mange rien au petit déjeuner, rien au déjeuner, rien au goûter ni rien au souper. Vous vous inquiétez de ce qui pourrait lui arriver ? Alors, pesez-la. Si elle n'a pas perdu un kilo, continuez comme avant. C'est le bon moment de réfléchir au déroulement de l'expérience. Êtes-vous certaine qu'aucun autre membre de la famille n'essaie de l'obliger à manger ? Êtes-vous certaine que la force physique n'a pas été remplacée par des allusions, des insinuations et d'autres pressions psychologiques ?

Cependant, il est peu probable que votre fille passe réellement toute la journée sans manger. Il est presque certain qu'elle mangera quelque chose, et ce quelque chose sera fort probablement semblable à ce qu'elle mangeait avant de commencer l'expérience. De telle façon que si vous la pesez le jour suivant, elle n'aura ni pris ni perdu de poids.

Il est également possible que, surprise par sa nouvelle liberté, votre fille ne mange rien à l'heure des repas, mais qu'elle commence à avoir faim deux heures après le repas. Vous pouvez lui donner à manger « entre les repas », à condition que ce soit des aliments « sains ». Vous pouvez lui offrir les aliments qu'elle a refusé avant (si c'est ce qu'elle désire et non comme punition) ou tout autre aliment que vous avez sous la main : une banane, un yogourt, un sandwich... Tâchez d'éviter deux erreurs : la première serait de remplacer les aliments habituels par des friandises. La seconde, de se transformer en esclave et de passer ses journées à cuisiner. C'est une chose de ne pas obliger son enfant à manger, mais c'en est une autre, après avoir passé une heure à préparer les macaronis, d'avoir à en passer une autre dans la cuisine, parce que votre fille préfère les spaghettis. Si le menu du jour ne plaît pas à un membre de la famille, quel que soit son âge, il n'est pas obligé de le manger, mais il devra se contenter de quelque chose de « rapide » (du moins jusqu'à ce qu'il apprenne à cuisiner). Tout privilège entraîne une responsabilité. Au privilège de cuisiner ce qu'on veut pour le repas correspond la responsabilité de supporter les protestations des membres de la famille qui désiraient autre chose. Pour ne pas avoir à préparer un double menu et pour éviter les disputes, de nombreux parents finissent par préparer uniquement ce qui plaît à leurs enfants. Les pâtes, le riz et les frites deviennent ainsi les principaux aliments des familles avec de jeunes enfants.

À l'heure actuelle, peut-être êtes-vous préoccupée par l'éducation et les bonnes manières. On ne lance pas la nourriture, m'a-t-on enseigné quand j'étais jeune, et il me semble raisonnable d'exiger des enfants qu'ils mangent ce qu'ils ont demandé... mais pas ce que les autres ont demandé pour eux. Les petits enfants peuvent aussi se tromper et demander plus que ce qu'ils ont vraiment l'intention de manger; avec le temps, ils s'ajusteront. Nous, les adultes, mangeons habituellement ce qu'on nous sert, même si ça ne nous plaît pas. Quand nous mangeons chez quelqu'un d'autre, nous faisons semblant d'aimer cela et nous le mangeons quand même (bien que plusieurs adultes soient capables de laisser une assiette presque pleine au restaurant). Mais le faisions-nous à cinq ans ? Dans certaines familles, on exige que tous restent à table tant que les parents n'ont pas fini de manger. Si l'une de ces règles de politesse vous paraît importante, il est certain qu'il vous faudra l'enseigner à votre fille... mais pas tout de suite. Maintenant, il s'agit de solutionner un problème grave; vous aurez tout le temps voulu d'enseigner plus tard, avec tendresse et patience, les bonnes manières. Il ne faut pas s'attendre à ce qu'un enfant de trois ans se comporte comme un adulte.

Et que puis-je faire entre-temps pour ne pas avoir à jeter la nourriture qui reste ? Eh bien, ne pas en servir trop dans l'assiette, c'est évident. Votre enfant ne mangera pas la même chose tous les jours, c'est sûr; mais si vous lui servez une quantité adéquate, il ne restera que quelques petites cuillerées de temps en temps, et vous pourrez toujours les manger vous-même si ça vous chagrine de les jeter. Si chaque jour, par contre, il reste la moitié de l'assiette, c'est que vous servez à votre enfant le double de ce dont elle a besoin. C'est vous qui gaspillez la nourriture en vous entêtant à servir des rations que vous savez pertinemment qu'elle ne mangera pas.

Et ça fonctionne vraiment ?

L'histoire d'Ariane et de son fils Thomas est un parfait exemple de la profondeur de la souffrance qui peut toucher une famille quand on lui dit qu'il faut obliger son enfant à manger, et de la facilité avec laquelle on peut solutionner le problème avec un peu de bon sens.

Dès le début, Ariane a eu à faire face à plusieurs obstacles pour allaiter son enfant : les infirmières ont refusé de lui amener son bébé jusqu'à six heures après l'accouchement, en dépit de ses demandes. Et, plus tard, elles lui ont dit : « S'il ne tète pas, il ne pourra pas rester aussi longtemps sans manger », et elles lui ont donné un biberon.

L'histoire typique quoi : biberons, jaunisse, perte de poids, gerçures...

Je me suis avouée vaincue après que le pédiatre et l'infirmière aient ri de moi parce que je continuais d'essayer.

Nourrir le bébé au biberon ne fut pas si facile. Thomas ne prenait pas la quantité de lait qu'il aurait dû, il ne suivait pas la courbe de poids. On l'envoya voir plusieurs pédiatres et essayer d'autres marques de lait (y compris du lait anti-reflux et du lait hypoallergénique). Il fut admis à l'hôpital, où on lui fit passer des gastroscopies, des tests d'allergie, des lavements, des analyses…

Et, finalement, ils ont trouvé une excuse et une pathologie, un mamelon pylorique, qui semble-t-il pouvait obstruer partiellement la sortie de l'estomac (ils n'en étaient pas complètement sûrs, mais c'est tout ce qu'ils avaient trouvé). Alléluia ! Enfin, on nous disait quelque chose.

Puis vinrent la constipation, les suppositoires, les laxatifs, les lavements. On a commencé à lui donner des purées tôt pour voir si cela aiderait. Des petits pots, de la purée en sachets et une quantité infinie de nourriture qui est allée droit à la poubelle pour rien.

Notre fils a grandi et engraissé très lentement, vomissant chaque jour. On l'a puni, menacé, soudoyé. On lui a chanté des chansons, on l'a sorti sur le balcon, on lui a offert des jouets, on lui a joué la comédie, on lui a lu des contes, etc.

À deux ans et neuf mois, Thomas pesait 12 kilos. Il vomissait encore, avait des « problèmes de comportement », avait déjà vu un psychologue et continuait d'être suivi en gastroentérologie… Puis sa mère a lu la première édition de ce livre.

Notre vie a complètement changé, car il mange maintenant plus qu'avant. Au début, il était un peu désorienté, halluciné de voir que nous ne le forcions plus à terminer son assiette. Il semblait même se demander si nous n'étions pas soudain devenus fous, ou quelque chose comme ça. Il mange plus et mieux et demande même à manger entre les repas. Le changement a été fulgurant dès le premier jour.

Quant à son caractère, il s'est amélioré de façon notable, mais il reste encore beaucoup à faire pour réparer tous les torts causés. Il passe présentement une période difficile. Je crois qu'il est jaloux de sa sœur, mais je suppose que c'est normal. Toutefois, il y a une chose qui l'aide, enfin je le crois : chaque jour, j'exprime de mon lait pour lui et je lui en donne un petit verre (70 ou 90 ml) avec du cacao. Il voit que je le fais pour lui, que c'est le même lait que boit sa sœur, et ça le réconforte. J'ai également remarqué que depuis que je lui donne de mon lait, il n'a pas eu de rhume une seule fois depuis plus d'un mois [...]

Ça me révolte de voir que ma famille, et particulièrement mon fils, a dû passer par tout cela quand, en fait, notre enfant était parfaitement normal et en santé.

Évidemment, lire ce livre n'est pas toujours aussi efficace, demandez à Karine :

Juste au moment où j'ai terminé de lire votre livre, ma fille a cessé de manger. Elle est demeurée toutefois aussi enjouée et heureuse.

Je vous jure que mon livre n'y est pour rien. Ce qui est arrivé c'est que Karine l'a lu quand sa fille avait précisément douze mois, et nous avons déjà expliqué que c'est ce qui se passe généralement à cet âge.

Troisième partie

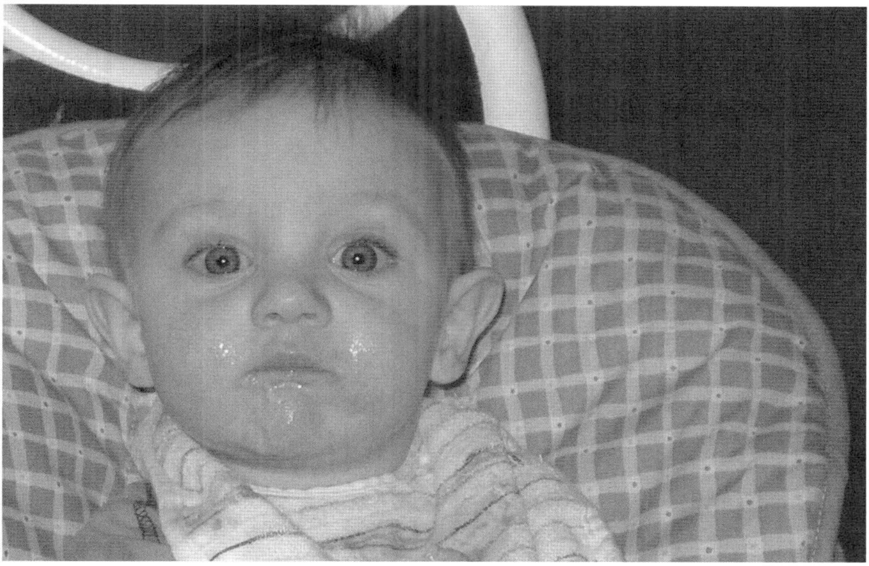

Nathan

Comment prévenir le problème

Chapitre 6

L'allaitement sans conflits

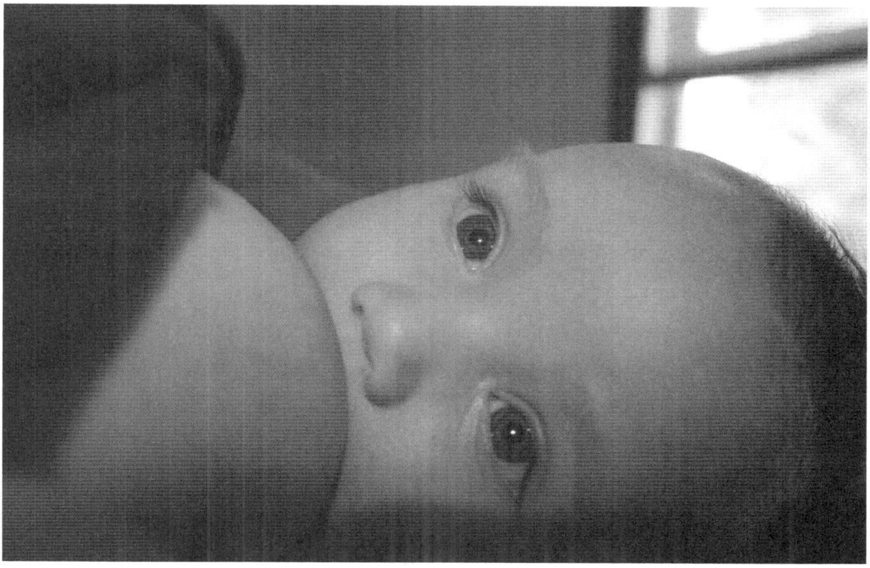

Ulysse au sein de Marie-Claude

Un conseil très simple

Comme presque tous les problèmes, les conflits avec les enfants autour de la nourriture sont beaucoup plus faciles à prévenir qu'à traiter. Le titre et le contenu de ce livre n'attireront que très peu l'attention des couples qui attendent un enfant ou des parents de petits enfants qui mangent volontiers. La plupart de mes lecteurs (ou devrais-je dire de mes lectrices ?) seront des mères désespérées parce que leur enfant « ne mange pas » depuis des mois.

Je ne perds toutefois pas espoir. Peut-être êtes-vous enceinte, ou votre enfant est encore jeune, et ce livre vous a été prêté ou recommandé par une amie ou une belle-sœur qui est passée par là ? Ou peut-être pensez-vous avoir un autre enfant et vous aimeriez ne pas avoir à revivre les mêmes problèmes ?

Cette section contient quelques conseils sur la façon de donner à manger à votre enfant sans susciter de conflits.

Le conseil ne peut être plus clair :

> **N'obligez pas votre enfant à manger.**
>
> **Ne l'obligez jamais, d'aucune façon,**
>
> **sous aucun prétexte et pour aucune raison.**

Ce conseil ne prend que trois lignes et vous pourriez penser que c'est bien peu de chose pour le prix que vous a coûté ce livre. C'est pourquoi je développerai un peu plus, mais tout le reste est accessoire. S'il vous arrivait de vous perdre dans mes divagations et que vous avez besoin de revenir à l'essentiel, revenez à ce conseil.

Faites confiance à votre enfant

Revenons au principal. Après neuf mois d'attente, vous tenez enfin votre bébé dans vos bras. Stop ! Même si certains s'entêteront à essayer de vous convaincre du contraire, c'est dans vos bras que votre bébé se sent le mieux.

Pour ne pas avoir de conflit dès le début, l'important est de vous fier à votre enfant. Il sait s'il a faim, l'horloge non. La majorité des enfants tètent entre huit et douze fois par jour, de façon irrégulière. Les premières semaines, ils passent en général 15 ou 20 minutes à chaque sein, alors qu'ils sont en période d'apprentissage. Par contre, entre deux et quatre mois, ils tètent habituellement plus vite, en 5 ou 7 minutes, ou même moins. C'est ce que font la majorité des enfants, mais il y en a toujours qui battent des records, tétant plus ou moins vite. Si vous lui donnez le sein quand il le demande et que vous le laissez boire aussi longtemps qu'il le désire, votre enfant prendra toujours la quantité de lait dont il a besoin.

On donne le sein à la demande

Nous avons déjà expliqué pourquoi dans un autre chapitre. Vous vous rappellerez que les bébés tètent rarement selon un horaire régulier, parce que c'est précisément la variation de l'horaire qui leur permet de modifier la composition du lait afin de l'adapter à leurs besoins.

On dit que notre civilisation a peur de la liberté, et c'est peut-être pour cette raison que plusieurs personnes ne veulent pas accepter l'allaitement à la demande et tentent d'imposer des limites. Le plus triste dans tout cela est que, parfois, les limites sont imposées de façon si subtile qu'on semble parler de la même chose, mais ce n'est pas la même chose. Voici, par exemple, des erreurs typiques :

> *Offrez-lui le sein à la demande, c'est-à-dire chaque deux heures et demie. N'attendez jamais plus de quatre heures.*

Ceci n'est pas allaiter à la demande. C'est un horaire flexible, mais ce n'est pas à la demande. Pourquoi ne pourrait-il pas téter avant deux heures et demie ? Ne vous est-il jamais arrivé, après un repas, de rencontrer une amie et d'aller prendre un café avec elle ? Ou dites-vous à votre amie : « Prends un café si tu veux, je te tiendrai compagnie. J'ai mangé il y a une demi-heure à peine et je ne peux plus rien prendre avant 5 heures » ?

> *Au cours des premières semaines, il est recommandé d'offrir le sein à la demande; par la suite, l'enfant prendra son propre rythme.*

Ce ne sont pas tous les enfants qui prennent un rythme. Parmi ceux qui le prennent, très peu maintiennent le rythme de la marche militaire que suggère la phrase (chaque deux heures, chaque trois heures, chaque quatre heures). Il semble plus probable que le rythme choisi soit celui du cha-cha-cha : plusieurs tétées consécutives, d'autres plus espacées et une pause plus longue…[23] S'il existe, le rythme de l'allaitement se manifeste de jour en jour : si Laura a l'habitude de téter à intervalles très rapprochés le matin et de dormir une bonne sieste en après-midi, il est probable qu'elle fera la même chose demain. Par contre, il se peut aussi qu'elle vous surprenne, et c'est là précisément que réside le bonheur d'avoir des enfants. Ce sont des personnes, pas des robots.

Essayez d'allonger les périodes entre chaque tétée.

Ceci n'est pas allaiter à la demande non plus. Pourquoi est-ce si important pour les gens d'espacer les tétées ? Si votre enfant veut boire et que vous voulez lui offrir le sein, pour quelle raison quelqu'un aurait-il quelque chose à redire ? Faudrait-il aussi prolonger l'intervalle entre chaque baiser ? Aimeriez-vous qu'on « étire » le temps d'un dimanche à l'autre, d'un jour de paie à l'autre, ou d'un congé à l'autre ? Les patrons seraient probablement très heureux avec un dimanche chaque dix jours, payant leurs employés tous les quarante-trois jours et leur donnant un mois de vacances tous les dix-huit mois, mais ils ne pensent même pas à le proposer. Ainsi votre enfant répondrait avec la même indignation s'il pouvait parler et qu'il se rendait compte que quelqu'un voulait « étirer le temps entre les tétées ». (Pour plus de détails sur les désavantages d'étirer le temps entre les tétées , voir plus loin la section *Est-il mauvais de manger entre les heures de repas ?*)

La crise des trois mois

Vers l'âge de deux ou trois mois, disions-nous, les bébés ont acquis tant de pratique qu'ils peuvent téter seulement cinq ou six minutes, même trois minutes dans certains cas. Si personne n'a averti la mère que cela pouvait se produire, si tous lui ont fait croire que la tétée devait durer dix minutes, elle pensera que son enfant n'a pas suffisamment mangé, comme ce fut le cas de Julie :

> *J'ai une fillette de quatre mois. Mon problème est que je ne sais pas si elle mange suffisamment, car elle ne passe que trois ou quatre minutes à chaque sein. J'ai peur qu'elle ne prenne pas assez de lait. À deux mois,*

elle buvait pendant au moins dix minutes à un sein et cinq minutes à l'autre. Elle prenait du poids très rapidement, mais il semble aujourd'hui qu'elle soit un peu en deçà de sa courbe de croissance.

Je note à présent que mes seins ne sont plus aussi pleins qu'avant, lorsqu'ils coulaient.

Ce qui me déconcerte, c'est qu'elle avale beaucoup et rapidement pendant les premières minutes; puis, elle prend et laisse le sein, et elle ne tient plus en place. Je dois alors alterner les deux seins et essayer différentes positions pour obtenir qu'elle boive au moins dix minutes à chacun. Je me demande si elle fait cela parce qu'elle a encore faim ou non.

De plus, je trouve qu'elle patiente moins longtemps entre les tétées, particulièrement la nuit, où elle dormait pendant cinq à six heures d'affilée. Maintenant, elle dort tout au plus trois heures de suite, parfois quatre.

Son pédiatre m'a dit que je pouvais commencer à lui donner du lait artificiel au biberon. J'ai essayé, mais elle n'en veut pas, même si c'est quelqu'un d'autre qui lui donne le biberon.

Cette mère nous explique à la perfection tous les aspects de la « crise des trois mois » :

1. Le bébé, qui tétait auparavant dix minutes ou plus, a maintenant terminé en cinq minutes ou moins.

2. Les seins, auparavant lourds et gonflés, sont maintenant mous.

3. Le lait ne coule plus.

4. La prise de poids diminue.

Tout cela est parfaitement normal. La sensation de plénitude des seins au cours des premières semaines n'a que très peu à voir avec la quantité de lait; il s'agit plutôt d'une inflammation passagère au début de la lactation. L'engorgement et l'écoulement des seins sont des « problèmes de rodage » et ils disparaissent lorsque l'allaitement est confortablement installé.

Il faut aussi s'attendre, bien sûr, à une prise de poids plus lente. Les bébés engraissent chaque mois un peu moins que le mois précédent. C'est pourquoi les courbes de poids sont courbes, sinon elles seraient droites. Entre un et deux mois, selon les courbes de croissance de l'OMS, les bébés filles qui sont allaitées prennent habituellement entre 500 g et 1,500 kg, la moyenne se situant autour de 1 kg. Nous avons exclus le premier mois parce que, considérant la perte et ensuite le gain de poids, les chiffres sont trop variables. Si elles continuaient de prendre du poids au même rythme, en un an, elles prendraient de 6 kg à 18 kg de plus, pour une moyenne de 12 kg. En réalité, au cours de la première année, les filles prennent entre 4,5 kg et 7 kg environ, avec une moyenne de presque 6 kg. C'est donc dire que même une fille qui prend 500 g le premier mois (ce qui peut paraître trop peu pour plusieurs, mais qui est en réalité normal) prendra plus tard encore moins de poids. Tous ces poids, devons-nous le préciser, sont arrondis et approximatifs. Chez les garçons, ils tendent à être un peu plus élevés que chez les filles.

Il est évident que la fille de Julie ne voulait pas de biberon : elle n'avait pas faim. Malheureusement, ce ne sont pas tous les bébés qui font preuve d'une telle retenue, et il arrive parfois, surtout si on insiste, qu'ils acceptent un biberon, même s'ils n'ont pas faim. Mais n'essayez pas simplement pour voir !

Si quelqu'un avait expliqué à Julie ce qui allait arriver, elle ne se serait pas inquiétée du tout. C'est le changement qui l'a surprise.

Malgré la surprise et tout, si Julie avait été sûre et confiante en sa capacité d'allaiter, elle ne se serait pas inquiétée parce que l'interprétation la plus logique et la plus raisonnable de ces changements est : « J'ai tellement de lait que ma fille en a assez après trois minutes ». Or, la peur de l'échec de l'allaitement est si grande dans notre société que, quoi qu'il arrive, la mère pense toujours (ou on lui dira) qu'elle n'a pas de lait.

De plus, cette mère révèle un autre mythe des temps modernes : celui selon lequel les enfants, avec le temps, « apprennent » à dormir un peu plus chaque jour. En réalité, les enfants passent plus de temps éveillés de jour en jour. Il est certain qu'un jour ils dormiront plus d'heures d'affilée : vers l'âge de trois ou quatre ans, ils dormiront probablement toute la nuit d'une traite. Mais difficilement à l'âge de quatre mois. Entre la naissance et quatre mois, le changement que vous observerez probablement le plus chez votre enfant est qu'il dormira de moins en moins. La plupart des enfants tètent plusieurs fois chaque nuit au cours des premières années (ce qui est toujours plus commode que de donner le biberon au petit matin, surtout si le bébé dort dans notre lit).

Cette mère a déjà commencé à obliger sa fille à manger. À partir de là, tout risque d'aller de mal en pis. On peut facilement supposer que, à moins que la mère ne décide d'effectuer un changement radical, l'introduction d'aliments complémentaires sera un combat.

Que puis-je faire pour avoir plus de lait ?

Et pourquoi diable voulez-vous avoir plus de lait ? Pensez-vous ouvrir une laiterie ?

La crainte des mères de ne pas avoir suffisamment de lait est très ancienne : il y a des siècles, quand toutes les femmes allaitaient, on adressait des prières à des vierges et à des saints qui se « spécialisaient » dans le lait abondant et les mères utilisaient des herbes et des concoctions de grande renommée.

Cette peur vient peut-être de l'ignorance. Les gens croyaient que la quantité de lait dépendait de la mère : il y aurait eu des mères qui produisaient beaucoup de lait et d'autres qui en produisaient peu; des mères qui avaient du bon lait et d'autres du mauvais.

Dans la plupart des cas, la quantité de lait ne dépend pas de la mère, mais de l'enfant. Il y a des enfants qui tètent beaucoup et d'autres qui tètent peu, et la quantité de lait sera toujours, exactement, celle que l'enfant tète.

Exactement ? Mais oui. La production de lait est réglée, minute par minute, par la quantité que l'enfant a prise au cours de la tétée précédente.

Si le bébé avait très faim et a rapidement vidé le sein, le lait sera produit à grande vitesse. Si, au contraire, le bébé n'avait pas d'appétit et qu'il a laissé le sein à demi plein, le lait sera fabriqué plus lentement. Cela a été démontré grâce à des calculs précis mesurant l'augmentation du volume des seins entre chaque tétée.[24]

Pour qu'une mère ne produise pas suffisamment de lait, c'est-à-dire moins que ce dont son bébé a besoin, il faut qu'il arrive l'une des situations suivantes :

1. **Un bébé qui ne tète pas suffisamment** (par exemple, si le bébé est malade ou qu'on lui a fait boire beaucoup d'eau, de l'eau glucosé ou des tisanes, ou qu'on lui a donné des biberons).
2. **Un bébé qui tète, mais de façon incorrecte** (par exemple, si le bébé place mal sa langue parce qu'il est habitué à la sucette et au biberon, ou s'il est faible parce qu'il a perdu beaucoup de poids, ou s'il présente un problème neurologique, ou s'il a le frein de la langue trop court ce qui l'empêche de bien bouger la langue).
3. **Un bébé qu'on empêche de boire**, parce qu'on essaie de lui imposer un horaire, ou qu'on le distrait avec une sucette lorsqu'il réclame le sein.

À part ces trois cas (ou quelques maladies très rares), toutes les mères auront exactement le lait dont leur enfant a besoin.

Pourtant, si on pose la question « Que puis-je faire pour avoir plus de lait? », il importe en premier lieu de vérifier s'il existe réellement un problème (si l'enfant perd du poids, ou en prend trop peu). Il s'agira alors de l'un des trois cas exposés précédemment ou d'un ensemble des trois, et il faudra y remédier. Si le bébé est malade, il faut se renseigner sur ce qu'il a et le traiter. S'il est si faible qu'il ne peut téter, il faut exprimer du lait et le lui donner par un autre moyen. Si vous lui donnez de l'eau ou la sucette, cessez ces pratiques. S'il prenait le biberon, arrêtez aussi de lui en donner (d'un seul coup, s'il le prenait à l'occasion; ou graduellement, en quelques jours, s'il le prenait régulièrement). S'il n'était pas placé correctement pour téter, placez-le bien pour qu'il apprenne. Un groupe de soutien à l'allaitement, comme la Ligue La Leche, pourra vous aider grandement. (Visitez le www.allaitement.ca)

Toutefois, il existe de trop nombreux cas où la mère croit, pour une raison ou une autre, qu'elle n'a pas (suffisamment) de lait et elle se trompe.

Quelques-uns des faux « symptômes » de lait insuffisant sont :

- Le bébé pleure.
- Le bébé ne pleure pas.
- Le bébé demande à téter plus souvent qu'aux trois heures.
- Il y a plus de trois heures que le bébé n'a pas demandé à téter.
- Le bébé prend plus de dix minutes pour téter.
- Le bébé tète cinq minutes et n'en veut plus.
- Le bébé tète la nuit.
- Le bébé ne tète pas la nuit.
- Ma mère non plus n'avait pas de lait.
- Ma mère, elle, avait beaucoup de lait.
- Mes seins sont trop pleins.
- Mes seins sont trop vides.
- J'ai les seins trop petits.
- J'ai les seins trop gros.
- Je n'ai pas de mamelons.
- J'ai trois mamelons. (Vous riez? Plusieurs mères me disent très sérieusement qu'elles « n'ont pas de mamelons ». Je peux vous assurer qu'il est beaucoup plus courant d'avoir trois mamelons que de n'en avoir aucun.)

Inquiétée par n'importe lequel de ces symptômes, la mère décide de faire quelque chose pour avoir plus de lait. Si elle opte pour quelque chose d'inutile mais d'inoffensif, comme manger des amandes ou allumer un lampion à Saint-Antoine, il n'arrivera probablement rien de mal, et il est même possible que la foi fasse croire à la mère qu'effectivement son lait a augmenté, et tout le monde sera content.

Mais il arrive parfois que la mère essaie quelque chose qui fonctionne, ou qui du moins pourrait fonctionner. Dans ce cas, les conseils de gens qui ont une certaine connaissance de l'allaitement maternel peuvent être plus néfastes que ceux de gens qui n'y connaissent rien.

L'histoire d'Hélène nous montre le niveau d'angoisse qui peut être atteint au cours des premiers mois lorsque sont combinés la règle du dix minutes, la prise de poids et les conseils apparemment sensés mais pas du tout pertinents, puisqu'il n'y avait en fait aucun problème à régler :

> *Mon fils de trois mois et dix jours ne pèse que 5,640 kg. Il est né à 3,120 kg et il est descendu jusqu'à 2,760 kg au cours des trois premiers jours. Le principal problème est qu'il ne veut jamais téter. Au début, je l'allaitais toutes les trois heures, mais il ne buvait que très peu chaque fois. Le pédiatre m'a ensuite conseillé de l'allaiter toutes les deux heures, mais comme cela ne changeait rien, on m'a dit de le garder au sein tout le temps. La situation ne s'est pas améliorée et elle est maintenant hors de contrôle. Mon bébé ne tète bien que la nuit ou lorsqu'il est à moitié endormi le jour. J'ai fait tout ce qu'on m'a dit : vider mon sein avant de le lui offrir pour qu'il obtienne un lait plus riche en calories, éliminer tous les produits laitiers de mon alimentation et mille autres choses qui sont en train de me rendre folle. Tout cela n'a servi à rien jusqu'à présent. On a même essayé de lui donner le biberon, mais il le refuse aussi. Le pédiatre dit qu'il est en santé (après avoir fait des analyses d'urine) et que tout est normal, mais cette situation est réellement difficile pour moi. Je suis continuellement angoissée, me demandant s'il va boire ou non à la prochaine tétée. Je le surveille tout le temps pour voir s'il dort afin de lui mettre le mamelon dans la bouche en espérant que cette fois sera la*

bonne et qu'il prendra quelque chose. Je ne peux pas sortir ou faire quoi que ce soit, au cas où mon fils aurait envie de téter. De plus, je m'inquiète, car son poids se situe en deçà de la moyenne.

Le poids de cet enfant se situe au 7e percentile; c'est-à-dire que sur cent bébés en santé de son âge, sept pèsent moins que lui, soit 24 500 des 350 000 bébés qui naissent chaque année au Canada. Comment se sentent les mères de ces 24 500 autres bébés ? Ce poids est tout à fait normal.

Toutefois, le problème le plus grave n'était pas le poids, mais le fait qu'il « buvait très peu ». Ce qui veut dire qu'il tétait très rapidement (parce qu'au sein, on ne sait jamais quelle quantité un bébé prend réellement). Combien de souffrances auraient pu être évitées si on avait expliqué à la mère, dès le début de sa grossesse, que certains enfants tètent plus vite et d'autres plus lentement, et qu'il ne faut jamais regarder sa montre. Combien de souffrances auraient pu être évitées si, la première fois que cette mère a dit « Mon fils boit très peu », quelqu'un lui avait répondu « Bien sûr, il est si intelligent qu'il a tout de suite appris à téter rapidement ! ». Au lieu de cela, on lui a dit qu'il y avait un problème, que ce bébé ne tétait pas assez… et on lui a donné des conseils pour qu'il tète davantage. Des conseils qui étaient naturellement voués à l'échec, puisque ce bébé n'avait pas besoin de (par conséquent, il ne pouvait pas) téter plus.

En seulement quatre mois, la situation s'est tellement détériorée que le bébé ne boit plus que lorsqu'il dort. Un psychologue pourrait parler d'une aversion pour la nourriture, qui l'empêche de téter éveillé. Peut-être nous parlerait-il du « bon sein » et du « mauvais sein » ? Il n'est pas nécessaire d'être un expert en psychologie pour comprendre que, si le bébé a déjà tété en dormant et qu'il a pris tout ce dont il avait besoin (ce qui est évident, puisqu'il engraisse normalement), il est impossible qu'il tète en plus lorsqu'il est éveillé. Il mangerait alors le double de ce dont il a besoin. Il éclaterait.

Cet enfant ne pourra jamais boire éveillé tant que sa mère l'allaitera pendant qu'il dort. Et il n'a que quatre mois; il lui reste encore à goûter à d'autres aliments et à vivre la perte d'appétit normale vers l'âge d'un an… Si rien ne change, la situation dans cette famille risque de devenir désespérée.

Comment l'enfant voit-il cette situation ? Évidemment, il ne comprend rien. Il ne sait rien des dix minutes, ni du 7e percentile de poids. Il était bien tranquille à téter comme il le voulait, et il est arrivé tout à coup des choses étranges. On le réveillait pour lui offrir le sein plus souvent… avec la meilleure volonté du monde, il a essayé de s'adapter, en réduisant, il va de soi, la durée des tétées. Parfois, quelqu'un avait retiré le lait écrémé qui coule au début de la tétée et, à la première succion, il recevait le lait crémeux, plus riche en gras et en calories. Comme on pouvait s'y attendre, ces tétées étaient encore plus courtes. Naturellement, il n'a pas voulu essayer le biberon. (« Mais j'ai déjà tété huit fois ce matin ! »). Chaque fois, il répondait de façon logique, incapable de comprendre que sa mère et ceux qui la conseillaient s'inquiétaient encore plus. Depuis quelques semaines, il fait d'étranges cauchemars : il rêve qu'un sein s'introduit dans sa bouche et que son estomac se remplit de lait. Le plus étrange est que son rêve semble si réel qu'il se réveille ensuite complètement repu et incapable de téter de toute la journée.

Sa mère semble s'inquiéter de plus en plus chaque jour; il la voit souvent pleurer et il a peur. S'il pouvait parler, sans doute dirait-il la même chose qu'elle : « Ils vont me rendre fou. ». S'il pouvait comprendre ce qui se passe, il essaierait sûrement de téter plus lentement en prenant les dix minutes règlementaires (tout en prenant la même quantité, bien sûr; inutile de faire une indigestion). Ainsi tout le monde serait content. Mais il ne comprend pas ce qui se passe, il ne peut faire ce geste de bonne volonté. Seule sa mère peut changer, sinon le problème perdurera pendant des mois ou même des années.

Pourquoi votre enfant refuse le biberon

> *Nous avons une fille de quatre mois et demi. Elle pèse 5,950 kg. Jusqu'à maintenant, elle n'a été nourrie qu'au lait maternel, mais nous pensons devoir commencer à lui donner un supplément. Le problème est qu'elle*

refuse le biberon [...] Nous avons essayé de lui donner le biberon avant la tétée, d'autres fois après, mais elle le refuse de toute façon.

Je n'ai jamais su pourquoi ces parents croyaient qu'ils devaient donner un supplément à leur fille. Il saute aux yeux que la fillette ne le savait pas non plus. Voyons voir, que doit faire un enfant pour qu'on se rende compte qu'il n'a pas besoin du biberon et qu'il n'en veut pas ?

Les petits bébés, surtout au cours des deux premiers mois, sont si naïfs qu'ils se laissent parfois berner et prennent le biberon même s'ils n'ont pas faim. Les bébés plus âgés résistent souvent férocement, et il n'y a rien à faire.

Pourquoi votre enfant refuse les autres aliments

En général, les bébés nourris au biberon acceptent mieux les aliments complémentaires que les enfants allaités. Cela est probablement dû au fait que le lait maternel contient tous les nutriments et vitamines dont votre enfant a besoin, ce qui n'est pas le cas du lait artificiel. Cela vous surprend ? Presque chaque année, les fabricants de préparations pour nourrissons nous bombardent avec la publicité de quelque nouveau nutriment qu'ils viennent d'ajouter à leur produit pour le rendre « plus semblable au lait maternel ». En peu de temps, nous avons vu apparaître la taurine, les nucléotides, les acides gras polyinsaturés, le sélénium... Le lait qu'on nous donnait quand nous étions bébés ne contenait rien de tout cela. Comme on continue à faire des recherches, il faut s'attendre à ce qu'on ajoute encore autre chose au cours des prochaines années. Le lait maternel, que vous pouvez fabriquer vous-même, chez vous, chaque jour, contient déjà tous les nutriments que contiendra la préparation pour nourrissons dans 10, 50, 500 ans...

Avec nos connaissances actuelles, il est plus prudent de commencer à offrir des aliments complémentaires à l'âge de six mois. Certains enfants les mangent volontiers et en ont probablement vraiment besoin. Nous disons « offrir », pas « enfoncer ». L'enfant est libre de manger ou non.

De nombreux bébés allaités ne veulent même pas essayer aucun autre aliment avant l'âge de huit ou dix mois, et même davantage. Ils sont parfaitement heureux et en santé, leur poids et leur taille sont normaux, leur développement psychomoteur est excellent… et le sein leur suffit, et c'est pourquoi ils ne veulent rien d'autre.

Cela provoque une grande inquiétude chez les mères de ces bébés allaités âgés entre six et douze mois. Leur enfant « grignote » à peine autre chose (un petit morceau de banane par-ci, une croûte de pain par-là, une nouille à l'occasion) à part le sein. Et l'on peut toujours entendre quelque aimable commentaire : « Ta petite Laura ne mange rien encore? Tu devrais voir comment ma Jessica aime manger des céréales avec du lait. »

Rira bien qui rira le dernier. Les bébés allaités peuvent tarder à accepter d'autres aliments, mais lorsqu'ils commencent à manger, ils ont tendance à dédaigner les purées commerciales et les aliments broyés et à se jeter sur l'assiette de leur mère. Au début de la deuxième année, l'enfant allaité mange généralement des lentilles avec de la saucisse, des omelettes, des pommes de terre et des sandwichs au jambon, à la cuillère ou en morceaux et avec ses propres mains.

D'autres, comme le fils de Julianne, font le contraire : ils acceptent les purées pendant un moment, puis semblent changer d'avis plus tard :

> *Que faire quand, à quinze mois, un enfant, qui mangeait normalement depuis ses six mois, ne veut plus manger? Il ne pense plus qu'à téter. À dix mois, il ne prenait le sein que pour s'endormir, mais depuis qu'il a un an, il a commencé à refuser la nourriture et ne demande qu'à téter.*

Que faire? Mais rien. Si vous le laissez tranquille, il est certain que, dans quelques semaines ou quelques mois, il s'intéressera de nouveau à d'autres aliments. Si vous tentez de l'obliger à manger autre chose, ou si vous essayez de lui refuser le sein pour qu'il mange autre chose, je vous assure qu'il retournera à la nourriture (Que croyez-vous? Qu'il ne prendra encore que le sein à l'âge de vingt ans?), mais cela prendra probablement plus de temps et occasionnera plusieurs désagréments.

Chapitre 7

Le biberon sans conflits

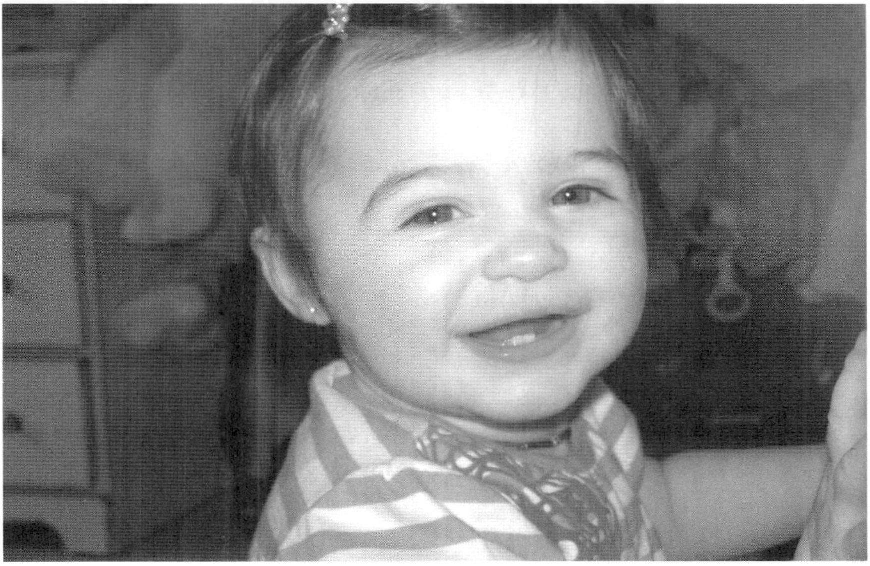

Élianne

On donne aussi le biberon à la demande

Il fut un temps, lorsque l'idée d'allaiter à la demande a commencé à se répandre, où beaucoup de gens ont pensé que c'était recommandé parce que « le lait maternel est facile à digérer et que l'estomac se vide très rapidement ». Ils croyaient toutefois que le biberon devait être donné à heure fixe pour éviter les troubles intestinaux parce que le lait artificiel est plus difficile à digérer.

Le fait est que personne ne sait de quels troubles intestinaux il s'agit. Les recommandations actuelles, à commencer par les normes de l'ESPGHAN

(1982), stipulent que le biberon, au même titre que le sein, est offert à la demande, tant au niveau des horaires que de la quantité.[18]

Combien de mères ont dû se résigner à cesser d'allaiter parce que leur enfant « ne prenait pas assez de poids » pour finalement s'apercevoir qu'il ne terminait pas ses biberons non plus et qu'il prenait encore moins de poids qu'avant !

Si votre bébé boit ses 120 ml en un clin d'œil, donnez-lui-en 150; mais s'il en laisse toujours 30, préparez-lui un biberon de 90 ml, car le lait coûte cher. S'il a encore faim moins de trois heures plus tard, donnez-lui-en encore un peu. Si un jour il dort pendant cinq heures, profitez-en pour vous reposer aussi, car ça n'arrive pas tous les jours.

Pourquoi votre enfant ne termine-t-il pas son biberon ?

> *Notre fils de deux mois et demi pesait 2,950 kg à la naissance. Il en pèse maintenant 5,840. Ces deux dernières semaines, c'est tout juste s'il a augmenté (100 et 80 g). Cela ne me préoccuperait pas autant s'il terminait ses biberons. Il prend toujours 120 ml (lorsqu'il les termine).*

(La plainte de Roxanne mérite une parenthèse. Elle dit que, si son fils terminait son biberon, elle ne s'inquiéterait pas de son poids. J'ai entendu des commentaires semblables des centaines de fois quand j'ai expliqué aux mères que le poids de leur enfant – comme celui du fils de Roxanne – est normal : « Bien sûr, je ne veux pas que mon enfant soit gros, ce que je veux c'est qu'il mange… ». Comment peut-il manger davantage sans engraisser ? À moins d'avoir le ver solitaire…)

Bien des enfants ne terminent pas leur biberon. Les quantités de lait recommandées sur les boîtes selon l'âge, et également celles que votre pédiatre vous recommandera, sont toujours trop élevées. Elles doivent nécessairement être plus élevées. Les enfants n'ont pas tous besoin de la même quantité de lait. Si les experts en sont venus à la conclusion que les bébés d'un certain âge ont besoin, disons, d'entre 120 et 160 ml de lait, sur la boîte, on n'indiquera pas 120 ml parce que ce serait trop peu pour presque tous les bébés. Ni la moyenne, 140 ml, parce que ce serait trop peu pour la moitié des bébés. Il est évidemment beaucoup plus dangereux qu'un enfant souffre de la faim qu'il laisse du lait dans son biberon. Par conséquent, on indique 160 ml sur l'étiquette. Bien sûr, ces calculs ont été faits en se basant sur les cas les plus communs et les enfants les plus communs. Et si certains enfants avaient besoin de plus de lait, et si nous nous étions trompés dans nos calculs ? Devrions-nous mettre 165 ml, au cas où ? Et, puisque le lait est préparé avec une mesure pour chaque 30 ml d'eau, et pour éviter à la mère de se casser la tête pour mettre la moitié de la mesure, on a donc arrondi à 180 ml… Résultat : aucun enfant ne reste sur sa faim, mais plusieurs ne terminent pas leur biberon. Si personne n'a averti la mère qu'il pouvait arriver que son enfant ne termine pas son biberon, ce qui est normal, il se peut qu'elle essaie de le forcer à prendre les 180 ml quand cet enfant est de ceux qui n'en ont besoin que de 120. Ainsi commence la bataille !

Nous sommes de nombreux pédiatres à croire que l'un des avantages de l'allaitement est qu'il est impossible de voir combien de lait le bébé a laissé. La proposition de fabriquer des biberons en aluminium, pour que la mère ne sache pas s'ils sont vides, est déjà une vieille blague dans la profession.

Chapitre 8

L'alimentation complémentaire, un sujet délicat

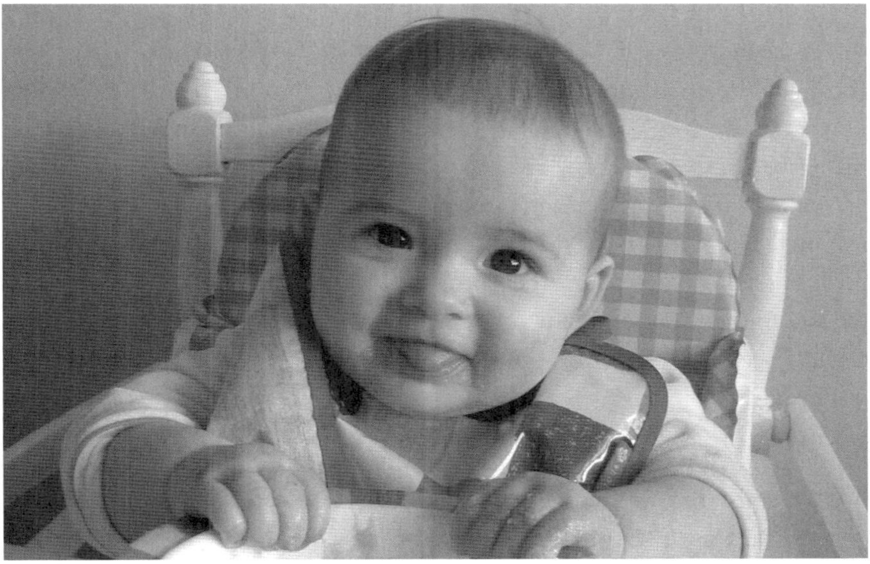

Lou

Les luttes entre mère et enfant au sujet du sein ou du biberon peuvent être terribles, mais elles sont heureusement peu fréquentes. Le début des aliments solides est une nouvelle occasion de conflit, et il faut agir avec prudence.

Certes, quand on parle de « solides », nous ne nous référons pas uniquement aux aliments broyés qui se donnent à la cuillère. Comme nous l'expliquons plus haut (voir *Les recommandations de l'ESPGHAN*), nous utilisons ce terme dans un sens générique pour nous référer à toute chose qui n'est pas le lait maternel ou le lait du biberon, qu'il soit liquide comme une tisane ou ferme comme un biscuit.

Plusieurs mères se voient bombardées par une telle quantité de normes, de petites normes et de grandes normes sur l'alimentation de leur enfant que ça en devient étourdissant. En plus des conseils du pédiatre et de l'infirmière, parfois plus détaillés que les recommandations austères des experts, viennent s'ajouter ceux des membres de la famille et des amies et d'étranges croyances populaires ou impopulaires les mettant en garde contre les aliments « trop forts » et ceux qui sont « incompatibles ».

Incapable de suivre toutes les règles à la fois, la mère décide souvent de passer outre à tout cela et de faire ce qui lui plaît. Elle court alors le risque de ne pas respecter des directives qui sont importantes. Pour éviter ce genre de problème, je vais faire une distinction bien nette entre, d'un côté, les quelques points dont l'importance fait l'objet d'un consensus plus ou moins général (basé sur une combinaison des normes internationales telles que mentionnées dans *Des calendriers d'alimentation*) et, de l'autre, quelques conseils qui me semblent utiles, mais chacun pensera bien ce qu'il veut.

En révisant ce livre pour la troisième édition (2009), je me rends compte que j'ai mis trop de normes. Quelques-unes de celles que j'ai qualifiées d'importantes ne le sont pas vraiment. Elles sont fondées sur l'opinion d'experts, non sur des études scientifiques, et il semble, en fin de compte, que les experts changent d'opinion.

Quelques détails importants

Il importe de tenir compte des détails suivants, bien qu'il ne faille pas les prendre comme un dogme :

1. Ne jamais obliger un enfant à manger.
2. Allaiter exclusivement jusqu'à l'âge de six mois (ni purées de bébé, ni jus, ni eau, ni tisanes, ni rien).

3. À partir de l'âge de six mois, commencer à offrir (sans forcer) d'autres aliments, toujours après la tétée. Aux enfants qui ne sont pas allaités, il faut offrir au moins un demi-litre de lait artificiel par jour.

4. Au début, ne pas offrir beaucoup de nouveaux aliments en même temps et commencer par de petites quantités.

5. Donner avec précaution des aliments contenant du gluten (blé, avoine, seigle ou orge).

6. Bien égoutter les aliments cuits pour éviter de remplir l'estomac de l'enfant avec de l'eau.

7. Il n'est pas urgent d'introduire des aliments qui pourraient provoquer des allergies (surtout les produits laitiers, les œufs, le poisson, le soja, les cacahuètes, ou tout autre aliment qui provoque des allergies chez un autre membre de la famille), particulièrement chez les enfants qui ont des antécédents d'allergie dans la famille.

8. Ne pas ajouter de sucre ni de sel aux aliments.

9. Continuer d'allaiter jusqu'à l'âge de deux ans ou plus.

Dans certains cas, on peut donner à manger à un bébé avant six mois (mais pas avant quatre mois) : si la mère doit retourner travailler, par exemple. Ou lorsque l'enfant demande clairement de la nourriture et qu'il essaie de la prendre et de se la mettre dans la bouche.

« Offrir » signifie que si l'enfant en veut, il en mange et s'il n'en veut pas, il n'en mange pas. Beaucoup d'enfants ne veulent rien d'autre que le sein jusqu'à huit ou dix mois, et parfois plus tard.

Les aliments complémentaires sont offerts après la tétée, pas avant et certainement pas à la place de la tétée. C'est la seule façon de s'assurer que l'enfant prendra suffisamment de lait. Entre six et douze mois, on recommande d'offrir au moins un demi-litre de lait par jour (il s'agit naturellement d'un chiffre arrondi, et plusieurs enfants pourraient se contenter de moins). Un enfant qui boit au biberon peut facilement prendre cette quantité en buvant deux biberons de 250 ml par jour, mais certains n'aiment pas en prendre une telle quantité à la fois. Ne sautez pas trop vite à la conclusion que votre enfant n'aime pas beaucoup le lait avant de le lui avoir offert de façon à ce qu'il puisse vraiment le prendre : en le répartissant en quatre ou cinq portions et avant qu'il ne se remplisse l'estomac d'aliments solides. Il est par contre déraisonnable de s'attendre à ce qu'un enfant tète 250 ml toutes les douze heures; sa mère aurait les seins gonflés et se sentirait très inconfortable. Il est plus logique qu'il tète 100 ml cinq fois par jour ou 70 ml sept fois par jour. Bien sûr, vous ne savez pas (et vous ne saviez pas avant de commencer les aliments solides) combien de lait maternel prend votre enfant; mais si vous l'allaitez avant les repas, vous pouvez être tranquille.

Peu à peu. Dans les éditions antérieures, nous avions relevé comme importante la recommandation de l'AAP en 1980 d'introduire les nouveaux aliments un à un, à une semaine d'intervalle, afin de pouvoir déterminer si le bébé les tolérait bien. En vérité, jamais aucune étude scientifique n'a démontré que cela était nécessaire, pertinent ou utile. Cela paraissait simplement logique et raisonnable. Mais c'est une norme qui peut facilement devenir une obsession et qui nous empêche de permettre à nos enfants d'expérimenter. (« Ce matin, j'ai commencé la banane et, cet après-midi, il veut prendre un morceau de pain. Qu'est-ce que je fais? Il n'y touche pas avant une semaine!) Je suppose que c'est encore une bonne idée de ne pas leur donner d'un coup, à six mois et un jour, un tas d'aliments combinés. Par contre, je ne m'inquièterais pas non plus s'ils essayaient deux ou trois nouveautés dans la même journée.

Le gluten. Dans la première édition de ce livre, on recommandait d'offrir le gluten à l'âge de huit mois, mais on remarquait déjà que c'était discutable. En effet, on en a discuté. La raison pour laquelle la question du gluten nous préoccupait est que, chez certaines personnes avec des prédispositions génétiques, le gluten déclenche une maladie grave, la maladie coeliaque. De récentes études menées en Scandinavie[25, 26] confirment que l'allaitement maternel diminue le risque de maladie coeliaque, mais que le facteur principal n'est pas, comme on le pensait d'abord, d'introduire le gluten le plus tard possible, mais bien de le faire graduellement et de le faire quand l'enfant tète encore.

Dans la pratique, il vaut mieux que l'enfant continue d'être allaité pendant au moins un mois (tant mieux si c'est plus longtemps) après avoir commencé à prendre du gluten, et qu'il prenne une très petite quantité de gluten au cours des deux premiers mois. Si vous pensez sevrer votre enfant vers sept ou huit mois, il vaut mieux que le premier aliment, à l'âge de six mois, contienne du gluten. Et si vous l'allaitez plus longtemps, est-ce qu'il convient de commencer le gluten plus tard? Ce n'est pas complètement clair car, dans quelques études, l'introduction du gluten après le septième mois est associée à un risque de maladie coeliaque. C'est pourquoi, l'ESPGHAN recommandait en 2008[47] de commencer le gluten avant l'âge de sept mois.

Comment donner de petites quantités de gluten? Si vous donnez des céréales commerciales à votre bébé, vous pourriez préparer des céréales sans gluten et y ajouter une demi-cuillerée à thé de céréales avec gluten. Continuez de préparer les céréales avec seulement une demi à une cuillerée à thé de gluten pendant un ou deux mois, après quoi vous pouvez commencer à augmenter la proportion de céréales avec gluten. Si vous préparez vous-même la nourriture de votre bébé, vous pouvez lui servir le « plat principal » sans gluten (comme du riz bouilli), mais lui laisser manger chaque jour un morceau de pain ou deux macaronis, pas plus. Après une période d'un ou deux mois, vous pouvez augmenter les quantités de pain ou de pâtes.

N'oubliez pas que les biscuits contiennent du gluten parce qu'ils sont faits avec de la farine de blé. Je me rappelle, dans mes premières années de pédiatrie, quand nous recommandions le gluten à neuf mois, comme nous nous fâchions contre les grands-mères qui ajoutaient un biscuit à la purée de fruits pour qu'elle soit « nourrissante ». « À quoi ça sert, nous plaignions-nous, de dire de donner des céréales sans gluten, si après on va lui donner un biscuit ? » Il se trouve que la grand-mère avait probablement raison et que ce sont ces petites quantités de gluten données à partir de six mois qui ont prévenu des maladies coeliaques. Une autre leçon d'humilité.

Les aliments allergènes. En 1982, l'ESPGHAN recommandait de ne pas donner les aliments les plus allergènes avant l'âge de six mois en général, et pas avant l'âge de douze mois chez les enfants aux antécédents familiaux d'allergies. En 2000, l'Académie américaine de pédiatrie[49] était encore plus enthousiaste : aux enfants ayant des antécédents familiaux d'allergie, on ne donne pas de lait de vache et ses dérivés avant un an, pas d'œufs avant deux ans et pas de poissons et de fruits séchés avant trois ans.

Toutefois, la tendance a changé. Ces recommandations étaient fondées sur l'opinion d'experts et d'études peu concluantes. Des études menées ultérieurement ne l'ont pas été davantage. Si bien que, en se basant sur les données disponibles, l'ESPGHAN[47] comme l'AAP[50] considèrent maintenant que de retarder l'introduction d'aliments précis a peu d'influence sur le risque d'allergie.

Avant l'âge d'un an, il ne convient pas de donner aux bébés nourris au lait artificiel d'autre lait que des préparations lactées pour nourrissons : ni yogourt, ni flan, ni lait de vache normal. Attention ! Le « lait infantile » n'est pas la même chose qu'un « produit au lait infantile ». Si on s'en donne la peine, on peut faire avec du lait infantile des flans, des glaces, du café au lait ... ou du yogourt. Toutefois, avant un an, il faut leur donner vraiment une préparation lactée pour nourrissons, pas un produit autre dans lequel il y a de la préparation lactée. Après un an, ils peuvent commencer à prendre du lait de vache normal.

Il ne convient pas, avant un an, de donner aux bébés allaités autre chose que du lait maternel. Ils n'ont pas besoin (et ce n'est pas bon pour eux) d'avoir un autre lait dans leurs céréales. Les bébés allaités n'ont pas besoin de manger des céréales avec du lait. Ils boivent d'abord au sein, puis ils mangent des céréales seules (mélangées avec de l'eau) et tout se mélange dans leur estomac (pas besoin de les brasser non plus).

Cependant, c'est une chose de lui donner une portion de lait qui n'est pas une préparation lactée, ou un yogourt ou un flan en entier, et c'est autre chose d'essayer de petites quantités d'aliments qui contiennent du lait (par exemple, un morceau de croquette ou un cannelloni farci...).

Quand un bébé prend le biberon et qu'il le tolère bien, nous savons qu'il n'est pas allergique au lait de vache et, par conséquent, il importe peu qu'il prenne de petites quantités d'aliments qui contiennent du lait de vache. Par contre, dans les familles où il y a des antécédents d'allergie, même s'il n'y a pas d'études qui le démontrent, je crois qu'il serait plus prudent de continuer de ne pas les offrir avant un an puisque le lait de vache (y compris les préparations lactées pour nourrissons) est la cause la plus fréquente d'allergie chez les enfants.

C'était la coutume, il y a longtemps, de commencer par donner le jaune d'œuf et, quelques mois plus tard, de donner le blanc d'oeuf. On faisait cela pour deux raisons : parce que c'est le blanc d'œuf qui provoque les allergies et que, le jaune étant riche en fer, il semblait plus convenable de le donner en premier. De nouvelles données scientifiques ont démoli les deux arguments. Même si le jaune d'oeuf ne provoque pas d'allergies, il est impossible de le séparer du blanc, même dans un œuf dur. Le jaune d'oeuf contient toujours des restes de blanc et peut produire une réaction grave chez une personne allergique aux œufs. D'autre part, bien que le jaune d'oeuf soit riche en fer, il contient aussi des facteurs qui inhibent l'absorption du fer[2], il ne constitue donc pas une si bonne source de fer qu'on le croyait. Conclusion : il ne vaut pas la peine de se forcer à séparer le jaune du blanc.

Sel et sucre. Aucun sucre ni aucun sel? Eh non, on n'ajoute ni sel, ni sucre à la nourriture du bébé. La consommation de sel et de sucre par les enfants plus âgés et les adultes est déjà trop élevée de nos jours et, plus tard, ils s'y habituent, mieux c'est. Le miel ne convient pas non plus; il peut contenir des spores du botulisme. Aux États-Unis, on recommande de ne pas donner de miel aux enfants qui ont moins d'un an. Le sucre brun, la mélasse et le sucre de riz restent du sucre.

De plus, ajouter du sucre ou du sel aux aliments est souvent un autre truc pour forcer un enfant à manger : du sucre sur les fruits ou le yogourt, du sel en quantité sur les légumes et ainsi il mange tout. Nous avons déjà expliqué que les enfants préfèrent naturellement les saveurs sucrées et même salées. Mais dans la nature, on ne trouve pas de sel ni de sucre à l'état pur. La possibilité de les ajouter aux aliments permet de manipuler les mécanismes de contrôle de l'appétit et de faire manger aux enfants une quantité plus grande que ce qu'il leur faut en réalité. C'est pourquoi, même s'ils ne donnent pas de caries, ce n'est pas une bonne idée d'ajouter de la saccharine ou des édulcorants aux aliments du bébé. Rappelez-vous que ce ne sont pas les quelques petites cuillerées de sucre qu'il mangera maintenant qui causent problème, mais bien tout ce qu'il mangera plus tard s'il s'habitue à tout manger avec du sucre. S'il s'habitue à manger avec de la saccharine, le problème reste le même : dans quelques années, il remplacera la saccharine par du sucre.

On n'ajoute ni sel ni sucre à la nourriture du bébé, mais cela ne signifie pas qu'il ne peut pas en prendre. Le bébé mordra du pain (qui contient du sel) et des biscuits (qui contiennent du sucre) et il mangera plusieurs aliments de notre nourriture et il ne lui arrivera rien.

Conseils utiles mais pas si importants

Ce qui suit, ce sont des opinions personnelles basées sur mon expérience en tant que père et mes préférences personnelles. Il ne s'agit pas de recommandations fondées sur des données scientifiques, et chacun décidera s'il est d'accord ou non.

Par quels aliments commencer ?

Peu importe. Comme nous l'avons déjà expliqué dans un autre chapitre, il n'y a pas de données scientifiques pour recommander un aliment ou un autre. Si vous commencez par les fruits, puis les céréales et plus tard le poulet, vous respectez parfaitement les normes de l'ESPGHAN. Mais si vous donnez d'abord le poulet, puis les légumes et ensuite les céréales, vous aurez aussi suivi les normes.

Supposons que vous décidez de commencer par le riz. Vous préparez du riz bouilli, sans sel. Vous pouvez y mettre un peu d'huile d'olive (ce qui le rendra plus savoureux et il contiendra plus de calories). Après la tétée, vous en offrez une ou deux cuillerées à votre enfant. Le premier jour, il ne faut pas en donner plus, même s'il l'a tout mangé. S'il refuse la première cuillerée, n'insistez pas, mais essayez de nouveau tous les jours ou aux deux jours. S'il en veut, vous pouvez lui en donner chaque jour un peu plus. Après une semaine, vous pouvez essayer un autre aliment, comme un peu de banane écrasée. Après une autre semaine, essayez des pommes de terre en purée... Cet ordre n'est qu'un exemple et vous pouvez le faire à l'envers. Évidemment, si l'un de ces aliments provoque une diarrhée ou quelque autre problème, ou si votre enfant le recrache avec répugnance, il vaut mieux ne pas réessayer avant deux bonnes semaines. Si vous observez une réaction plus grave, comme de l'urticaire, consultez votre pédiatre.

Il n'est pas nécessaire non plus d'introduire un aliment nouveau chaque semaine. Pendant des années, on nous a fait croire que la variété constituait un grand avantage (sept céréales et demie, treize céréales avec du chocolat, quinze céréales avec du café...); ce n'est rien de plus qu'une stratégie publicitaire. De la variété signifie un peu de céréales, un peu de légumineuses, un peu de légumes, un peu de fruits... mais il n'est pas nécessaire que l'enfant prenne plusieurs choses de chaque groupe. Une pomme contient les mêmes vitamines qu'une poire, et la plupart des adultes se débrouillent bien en mangeant seulement deux céréales, du riz et du blé, et en laissant le reste au bétail. Si votre enfant mange déjà du poulet, vous n'ajoutez rien en lui donnant du veau. Avant l'âge d'un an, ajouter plusieurs aliments différents n'équivaut qu'à acheter plus de numéros pour le tirage d'une quelconque allergie.

La principale raison pour laquelle nous donnons d'autres aliments à l'âge de six mois (et non plus tard) est que certains enfants pourraient manquer de fer. C'est pourquoi il paraît logique que les aliments plus riches en fer soient introduits en premier. D'un côté, les viandes contiennent du fer organique, qui s'absorbe très bien. De l'autre, les légumes, les céréales et les légumineuses contiennent du fer inorganique, qui s'absorbe mal s'il n'est pas accompagné de vitamine C. C'est donc une bonne idée de manger comme les adultes, en premier la salade (un légume cru, riche en vitamine C), puis les céréales et les légumineuses, et les fruits comme dessert. En revanche, ce n'est pas une si bonne idée de donner aux enfants seulement des céréales à un repas, seulement des légumes à l'autre, seulement des fruits au repas suivant... Lorsque votre enfant mange déjà plusieurs aliments, il est bon de les combiner (non de les réduire en purée tous ensemble) et de les offrir au cours d'un même repas au lieu de lui préparer un menu monochrome (« l'heure des céréales »).

Et s'il ne veut pas de nourriture?

Ne vous en faites pas, c'est parfaitement normal. Tôt ou tard, il mangera autre chose. N'essayez pas de l'obliger.

Peut-être vous a-t-on dit de donner la nourriture avant la tétée pour que, de cette façon, l'enfant ait suffisamment faim pour manger. Cela n'a pas de sens parce que le lait maternel nourrit mieux que n'importe quoi d'autre. C'est pour cela qu'on dit des aliments solides qu'ils sont des « aliments complémentaires »; ils ne font que compléter le sein. Si votre enfant prend le sein et refuse ensuite les fruits, il ne perd rien; mais s'il mange les fruits et qu'ensuite il refuse le sein, il lui manque quelque chose. Plus de fruits et moins de lait est une recette pour perdre du poids.

Il en va de même pour le lait artificiel : rappelez-vous que si vous n'allaitez pas, vous devez offrir à votre enfant un demi-litre de lait chaque jour jusqu'à l'âge d'un an. Il n'est pas bon de lui enlever le lait pour qu'il mange plus de purée.

Lui manquera-t-il certains nutriments s'il ne prend rien d'autre que du lait?

À partir de six mois, certains bébés ont épuisé les réserves de fer qu'ils avaient à la naissance et ils ont besoin d'autres sources de fer. C'est une des raisons pour lesquelles on commence l'alimentation complémentaire. D'autres bébés n'ont pas besoin de fer avant douze mois ou plus.

Bien des bébés ne veulent rien prendre, mais rien d'autre que le sein, jusqu'à huit ou dix mois ou plus. Ils ne veulent rien goûter et ils recrachent tout ce qui leur entre dans la bouche. Manquent-ils de fer? Personnellement, je suppose que non, que s'ils ne veulent pas manger, c'est parce qu'ils n'en ont pas besoin. Toutefois, il n'y a aucune étude scientifique qui soutienne cette conviction. De plus, il serait possible que ce soit le contraire : le manque de fer provoque une diminution de l'appétit et c'est pour cela qu'ils ne mangent pas. À diverses occasions, j'ai vu des bébés de huit ou dix mois qui ne voulaient rien prendre d'autre que le sein et qui ne prenaient pas de poids ou même en perdaient ; j'ai détecté une anémie et, en leur donnant du fer, ils ont commencé à manger et à engraisser.

Il est bon d'offrir au bébé, parmi les premiers aliments, du poulet ou de la viande, riches en fer (pas nécessairement en grande quantité). On ne lui offre pas les fruits à part des autres aliments, sinon comme nous, pour le dessert; ainsi la vitamine C du fruit aidera à absorber le fer des légumes, des légumineuses et des céréales. Si un bébé refuse de goûter la nourriture et qu'il n'engraisse pas, il est bon de lui faire des analyses pour vérifier s'il ne manque pas de fer ou s'il n'a pas une autre maladie.

Et s'il engraisse normalement bien qu'il ne mange rien de solide? C'est donc qu'il a de l'appétit et qu'il prend très souvent le sein et, par conséquent, je suppose qu'il ne manque pas de fer. Toutefois, si les mois passent et qu'il continue sans prendre davantage le sein et que le pédiatre ou la famille sont préoccupés, ça ne coûte rien de faire des essais.

Il n'est pas nécessaire de broyer les aliments

De nombreuses mères consultent le pédiatre parce que leur enfant de deux ou trois ans ne veut que des aliments en purée :

> *J'ai un fils de cinq ans et demi qui ne mange rien de solide. Il a toujours refusé de mastiquer... Tout ce qu'il mange, je dois le lui donner moi-même à la cuillère, car il refuse de manger seul.*

Il ne s'agit pas d'un problème grave. En réalité, même si vous ne faites absolument rien, votre enfant finira bien par manger normalement. Ou pensez-vous vraiment qu'à l'âge de quinze ans il mangera encore des aliments en purée? Mais c'est embêtant et ça « paraît mal ». Votre enfant ne s'habituera pas aux aliments broyés s'il ne les goûte jamais. Les aliments plus mous, comme les pommes de terre ou les carottes cuites, les bananes ou le riz bouilli, peuvent se piler à la fourchette. La pomme et la poire peuvent être râpées. Les aliments plus fermes, comme le poulet, peuvent être coupés en petits morceaux avec un couteau; ou vous pouvez demander au boucher de hacher le poulet (mentionnez qu'il ne doit ajouter ni sel ni poivre) et puis passez-le dans la poêle avec quelques gouttes d'huile; vous obtiendrez alors de jolies petites boulettes de poulet.

En cette époque cruelle où nous vivons, bien des enfants doivent vivre trois sevrages plutôt qu'un. Tous les psychologues s'entendent pour dire que le sevrage est une étape délicate et potentiellement traumatisante. Plusieurs enfants sont d'abord sevrés du sein au biberon avant l'âge de deux mois, ensuite du biberon aux purées vers six mois et finalement des purées aux aliments normaux vers deux ou trois ans. À en juger par les pleurs et les conflits, chaque sevrage s'avère pire que le précédent :

> *Mon fils Jérôme, âgé de vingt mois, a toujours accepté difficilement les changements. Il n'est pas facile pour lui d'essayer quelque chose de nouveau. Le passage du biberon à la cuillère fut terrible, même chose des céréales à la viande, et ainsi de suite.*
>
> *Quand il a eu un an, nous avons essayé de mettre des morceaux plus gros dans la purée, mais il les recrachait. Nous l'avons donc laissé continuer avec les purées et les aliments sans grumeaux. Il vient de percer quatre molaires, et bien qu'il soit maintenant capable de manger des pâtes, des biscuits, des céréales, de la saucisse, il considère cela comme un jeu entre les repas. Si nous l'asseyons à table et lui donnons des morceaux de nourriture dans une assiette, il les prend et les lance par terre.*

Pourquoi ne pas sevrer un enfant une seule fois? Directement du sein à la nourriture normale, dans un processus graduel qui commence à six mois et peut se terminer après de nombreuses années.

Cette mère a trouvé la solution par inadvertance : son fils mange des morceaux de nourriture si c'est « comme un jeu, entre les repas ».

C'est-à-dire quand on ne l'oblige pas. Une fois que son fils s'est habitué aux purées, essayer de l'obliger à manger autre chose ou se moquer de lui, parce qu'il ne mange que des purées, ne ferait probablement qu'aggraver la situation. Ne l'obligez pas à manger, que ce soit des purées ou des aliments normaux, et peu à peu il essaiera autre chose.

Il n'est pas nécessaire de préparer un plat spécial

Avec un peu de prévoyance, vous pourrez préparer presque chaque jour la même nourriture pour le bébé et pour les adultes. Cuisinez sans épices et sans sel, ajoutez-les après avoir mis de côté la portion de votre enfant. Quelques exemples :

Le riz constitue une excellente céréale sans gluten. Et plus tard, vous pourrez y ajouter la tomate, qui est un légume comme les autres (le ketchup n'est pas très approprié pour un bébé, mais la tomate frite à la maison ne contient que la tomate et l'huile).

Il existe de nombreuses variations de céréales avec gluten : pain, nouilles, semoule, soupe à l'alphabet, macaronis, spaghettis... Servez-les seuls au départ, cuits dans l'eau; plus tard, vous pourrez ajouter un bouillon ou une sauce tomate. Rappelez-vous que l'estomac du bébé est petit et qu'il ne faut pas lui servir de la soupe; les pâtes de la soupe doivent être égouttées avant de les servir, comme si c'étaient des macaronis miniatures. Lisez bien les étiquettes : certaines pâtes sont « 100 % semoule de blé dur », alors que d'autres contiennent des œufs et il peut être préférable de les éviter chez les enfants qui ont des antécédents d'allergie. De même, assurez-vous que le pain ne contient que du blé, puisque plusieurs pains ou biscuits, selon la marque, contiennent aussi du sucre, du lait, des œufs... Pour les bébés de moins d'un an, les aliments simples sont les meilleurs.

En cherchant sur Internet « baby-led weaning », on voit des dizaines de bébés manger de la nourriture convenable selon ce principe : des spaghettis et du riz aux tomates, au brocoli et aux lentilles. À partir de l'âge de six mois, ils mangent, avec leurs mains, la même chose que leurs parents, Nul besoin de broyer les aliments.

Quand maman travaille à l'extérieur de la maison

> *Je m'inquiète parce que mon fils de trois mois refuse le biberon. Aucune tétine ni aucun lait ne lui conviennent. Le pédiatre m'a dit d'arrêter de l'allaiter pour qu'il s'habitue au biberon, mais il a passé trois jours sans boire parce qu'il refusait de le prendre. J'ai recommencé à l'allaiter, mais je n'ai plus assez de lait, car il semble avoir encore faim. Que puis-je faire pour qu'il prenne le biberon ? Je dois bientôt retourner travailler et je dois le sevrer avant.*

Cette mère est victime de deux erreurs fréquentes relatives au retour au travail.

La *première erreur* est de penser qu'on doive sevrer l'enfant avant de retourner au travail. Ce n'est pas nécessaire. Dans le pire des cas, vous pourriez passer à l'allaitement mixte : offrir le sein avant et après le travail, et la personne qui prend soin du bébé peut lui donner un autre lait lorsque vous êtes absente. Tous les enfants (et toutes les mères) trouvent difficile d'être séparés à cause du travail, et l'allaitement peut être une excellente façon de compenser la séparation et de reprendre le temps perdu. Bien des mères trouvent des solutions pas mal plus satisfaisantes que l'introduction de lait artificiel : amener le bébé au travail, avoir des heures flexibles, s'arranger pour que quelqu'un amène l'enfant dans un parc tout près du travail à l'heure du repas, exprimer du lait et le garder au réfrigérateur... ou, encore plus facile, si votre enfant a l'âge de manger, qu'on lui donne des aliments solides quand vous n'êtes pas là (ceci est une exception à la règle générale d'allaiter avant de donner des aliments complémentaires).

Lorsque vous partez travailler (ou acheter du pain), votre bébé ne sait pas où vous êtes ni quand vous reviendrez. Il aura très peur et il pleurera comme si vous l'aviez quitté pour toujours. Il faudra plusieurs années avant que votre enfant comprenne que « maman revient tout de suite » et qu'il accepte les séparations sans pleurer. Si, en rentrant, vous le prenez et vous lui offrez le sein, votre enfant se dit « Ouf, ce n'était qu'une fausse alerte ! ». Par contre, si vous faites coïncider le retour au travail avec un brusque sevrage et qu'en revenant à la maison vous refusez le sein à votre enfant qui le réclame, que pensera-t-il ? « Évidemment, elle m'abandonne parce qu'elle ne m'aime plus. » C'est un bien mauvais moment pour sevrer.

La *seconde erreur* est de croire que si on donne le biberon (ou d'autres aliments) à votre enfant lorsque vous recommencerez à travailler, il faut d'abord l'y habituer. Si vous réussissez à l'habituer, tout ce que vous aurez obtenu aura été de devancer le problème : vous auriez pu avoir quatre mois d'allaitement exclusif, mais vous n'en aurez eu que trois. Le plus important est que souvent, comme dans le cas qui nous occupe, le bébé ne s'habitue pas. Même lorsque les mères expriment du lait et essaient de le donner dans un biberon, plusieurs bébés le refusent.

Les enfants ne sont pas fous. Si maman n'est pas là et que grand-mère arrive avec un biberon (ou, mieux encore, avec un verre, pour éviter les problèmes de succion), il peut se passer deux choses. S'il n'a pas vraiment faim, il ne boira rien et il compensera en tétant davantage quand sa mère reviendra. Plusieurs bébés dorment presque tout le temps en l'absence de leur mère et ils passent ensuite la nuit à téter. Cet arrangement est plus acceptable quand la mère et l'enfant dorment dans le même lit, et plusieurs mères considèrent cela comme une très bonne facon de garder un lien avec leur enfant, en dépit de leur travail à l'extérieur. L'autre possibilité, si l'enfant a faim (et surtout si c'est un biberon de lait maternel), c'est qu'il le boira et c'est tout. Au fond de lui-même, il se dira peut-être : « Bon, puisqu'elle n'est pas là, je devrai me contenter de ça. »

Quand sa mère est là et que le bébé peut voir et sentir le sein, pourquoi accepterait-t-il un verre de lait ou un biberon ? Il doit se dire : « Maman est devenue folle, son sein est là tout près et elle veut me donner cette cochonnerie ! » Pas étonnant alors qu'il insiste : « C'est le sein ou rien du tout ! »

Divers mythes au sujet des aliments complémentaires

Les purées sont plus nourrissantes que le lait.

C'est un mythe si répandu que, même si nous l'avons déjà commenté, il ne serait pas superflu d'insister un peu. On dit à des mères que « leur lait n'est pas assez nourrissant » ou que « leur lait est comme de l'eau ». Des phrases semblables sont aussi insultantes que « tu as du sang de navet » ou « tu as la tête vide ». Le pire, c'est qu'il y a des gens pour croire de telles choses. Soyons sérieux, s'il vous plaît ! Aucune femme n'a de l'eau au lieu de lait, tout comme il n'y a pas d'éléphants volants.

Voyons un cas des plus véridiques :

> *J'ai une fille de six mois [...] Pendant tout ce temps, je l'ai allaitée et je continue. À quatre mois, j'ai commencé à lui donner des fruits et, à cinq mois, des céréales, comme me l'a prescrit le pédiatre. [...]*
>
> *Jusqu'à l'âge de quatre mois, ma fille s'est très bien développée; elle pesait 6,300 kg et mesurait 63 cm, mais elle ne pesait que 6,980 kg et mesurait 66 cm lors de notre dernière visite chez le pédiatre. Celui-ci m'a dit de cesser l'allaitement et de suivre la diète suivante : à 9 heures : des céréales – à 13 heures : des légumes – à 17 h 30 : des fruits – à 21 h 30 : des céréales.*

Qu'est-ce que ce cas a de particulier ? Pas le poids, c'est certain. Il est normal à quatre mois et il continue de l'être à six mois. La prise de poids pendant cette période est normale aussi. Ce qui est étrange (en tout cas, ça devrait l'être), c'est le diagnostic du pédiatre et, plus étrange encore, le traitement.

Parce que si le pédiatre avait raison, si la prise de poids était insuffisante, et si la cause était la mauvaise alimentation, alors le raisonnement logique serait : avec quelle diète engraisse-t-elle bien ? Avec le lait maternel uniquement. Avec quelle diète ne prend-elle pas de poids ? Avec le lait maternel et les purées. Conclusion : arrêter vite les purées. Au lieu de cela, il opte pour une étrange échappatoire : il cesse l'allaitement et ne le remplace même pas par le biberon, seulement par des céréales. À six mois, ce bébé ne prend que quatre repas par jour, dont un repas composé uniquement de fruits et un autre uniquement de légumes. Bien que nous sachions que les bébés n'ont pas besoin d'autant de calories qu'on le croyait jadis, j'ai bien peur que cette diète ne procure pas le minimum requis. Heureusement, la mère a changé de pédiatre et le second lui a donné une diète qui, si elle n'est pas idéale pour reprendre un allaitement complet, permet au moins à la fillette de survivre (un biberon de préparation lactée pour nourrissons au lieu des légumes et une tétée après chaque repas).

Étant un ardent défenseur de l'allaitement maternel (est-ce que ça paraît ?), je suis tenté de dire que cette fillette engraisse moins qu'avant à cause des purées. Mais je mentirai. Elle ne prend pas moins de poids qu'avant à cause de ce qu'elle mange, ou de ce qu'elle ne mange pas, mais à cause de son âge. Même si elle avait continué d'être allaitée exclusivement, elle aurait pris le même poids. Même si on lui avait donné des fèves au lard et du gâteau au chocolat, elle aurait pris le même poids (ou moins, car ça ne lui aurait pas réussi).

Tous les enfants prennent plus de poids au cours du premier trimestre, en étant allaités exclusivement (ou nourris seulement au biberon), qu'au cours du deuxième. Dans le troisième trimestre, avec un peu d'aliments solides, ils engraissent encore moins; et pendant le quatrième trimestre, avec beaucoup plus d'aliments solides, ils n'engraissent presque pas. Tous les pédiatres l'ont vu des centaines, des milliers de fois. Et, cependant, plusieurs semblent encore convaincus que les aliments solides font plus engraisser que le lait. Je me demande d'où provient cette étonnante croyance.

Nous avons déjà dit que les purées de viande et de légumes contiennent habituellement moins de calories que le lait; et ne parlons pas de celles qui ne contiennent que des légumes ou des fruits. Il est certain que d'autres aliments, comme les céréales, contiennent beaucoup de calories. Mais qu'en est-il des protéines et de la qualité des protéines ? Et les vitamines, les minéraux, les acides gras essentiels et autres nutriments ? Diriez-vous que la farine est plus nourrissante que le lait ?

Notre alimentation doit combler toute une série de besoins. Le seul aliment capable de combler, à lui seul, tous les besoins d'un être humain, du moins durant une partie de sa vie, est le lait maternel. Un nouveau-né est parfaitement nourri, pendant six mois ou plus, uniquement avec le lait maternel; mais personne ne serait parfaitement alimenté, ni au cours de son enfance ni à aucun autre moment de sa vie, s'il passait six mois à manger seulement de la viande, ou seulement du pain, ou seulement des oranges. Ce qui ne signifie pas que le pain, la viande ou les oranges « ne sont pas nourrissants », mais il faut seulement qu'ils soient complétés par d'autres choses. Complétés, pas substitués.

Évidemment, nous ne pouvons prendre uniquement du lait maternel toute notre vie. À partir d'un certain âge, nous avons besoin de compléter avec d'autres aliments. Mais ne nous méprenons pas : la principale raison pour laquelle nous ne buvons pas du lait maternel toute notre vie est que personne ne nous le donnerait. Bien qu'il ne soit pas toujours parfait, le lait maternel est plus près d'être un aliment parfait, à quelque âge que ce soit, que n'importe quel autre aliment connu. Un naufragé sur une île déserte pourrait survivre pendant beaucoup plus de temps s'il disposait de lait maternel que s'il disposait seulement de pain, ou seulement d'oranges, ou seulement de pois chiches, ou seulement de viande…

Si quelque ignorant revient vous dire : « Cesse d'allaiter, parce que ton lait ne contient pas assez de protéines », répondez-lui : « Eh bien, je devrai également cesser de lui donner des fruits et des légumes, qui contiennent encore moins de protéines. » Et si on vous dit que votre lait n'est que de l'eau, vous pouvez répondre : « Bien sûr, c'est pour ça que je lui en donne, parce que c'est de l'eau pure, pas comme celle du robinet, qui contient beaucoup de chlore. » Ou mieux encore, ne répondez rien, parce que certains ignorants n'ont pas un très bon sens de l'humour.

Avec un bon repas d'aliments solides avant de se coucher, il dormira toute la nuit

Eh bien, non. Plusieurs enfants de deux ou trois ans se réveillent presque chaque nuit, même s'ils ont mangé des patates et de la viande ou des légumes et des œufs au repas du soir.

Des expériences ont démontré[27] que les enfants ne dorment pas plus après avoir mangé des aliments solides. Au cours des premières années, les enfants ont l'habitude de se réveiller la nuit, non seulement parce qu'ils ont besoin de manger, mais également parce qu'ils ont besoin de nous. Heureusement, le sein permet de satisfaire les deux besoins à la fois, et l'enfant se rendort rapidement. Certains parents disent que le sein agit comme un « anesthésiant ».

À partir de l'âge de six mois, les enfants doivent prendre du lait de suite

Le lait de suite est une invention commerciale, sans aucune utilité pratique. Aux États-Unis, l'Académie américaine de pédiatrie recommande de donner aux bébés qui ne sont pas allaités le même lait tout au cours de la première année. L'Organisation mondiale de la santé est également d'avis que les laits de suite ne sont pas nécessaires.

Alors, pourquoi les avoir inventés ? Très simple. Le loi interdit dans plusieurs pays (y compris en France) de faire de la publicité sur le lait de départ. Malheureusement, la majorité, n'interdisent pas la publicité sur le lait de suite (qui est recommandé pour les bébés de six mois et plus). Il est donc idéal pour les fabricants de disposer de deux laits portant le même nom, qui ne se différencie que par un petit numéro. Y a-t-il quelqu'un d'assez naïf pour croire que la publicité de Badmilk 2 ne fait pas augmenter les ventes de Badmilk 1 ?

Le principal avantage des laits de suite, selon l'ESPGHAN, est qu'ils se vendent moins cher. Comme le lait artificiel est cher, les mères à faible revenu qui donnent le biberon peuvent être tentées d'introduire le lait de vache entier avant l'âge d'un an, ce qui ne serait pas convenable. Un lait qui, sans être aussi bien adapté aux besoins de l'enfant que le lait de départ, serait moins cher pourrait s'avérer très utile.

Sans être aussi bien adapté ? En effet. Le lait de vache contient un surplus de protéines, plus du triple que n'en contient le lait maternel. Cela constitue l'un de ses plus grands dangers : un bébé ne peut métaboliser une quantité aussi importante de protéines et risque donc de tomber gravement malade. La fabrication de lait artificiel comporte plusieurs étapes, dont celle d'enlever la majeure partie des protéines. Il n'est pas facile d'enlever les protéines du lait. S'il ne faut plus en enlever autant, il demeure plus facile d'en fabriquer et aussi plus économique. L'ESPGHAN semble croire que la différence de prix serait substantielle, mais, du moins en Espagne, la différence pour le consommateur est minime.

Ce n'est pas que le lait de suite soit meilleur pour les bébés plus âgés. Il est en fait pire que le lait de départ parce qu'il a été moins modifié. Toutefois, les bébés plus âgés sont capables de le métaboliser et peuvent donc le tolérer. Naturellement, la publicité de l'industrie laitière essaie de tourner cela à son avantage et de vendre le lait de suite en disant qu'il est « enrichi de protéines pour combler les besoins croissants de votre enfant ».

Quelle sottise ! Les besoins en protéines des enfants diminuent à mesure que les enfants grandissent[10], de plus de 2 g par kilo de poids par jour à la naissance jusqu'à 0,89 entre six et neuf mois, et 0,82 entre neuf et douze mois. Un enfant de 8 kg a besoin de 7,12 g de protéines par jour, qu'il peut obtenir avec 790 ml de lait maternel (une quantité tout à fait raisonnable) ou avec 550 ml de lait de départ (on laisse un peu plus de protéines dans le lait de départ que ce que contient le lait maternel pour essayer de compenser sa piètre qualité). Le même enfant qui prend 500 ml de lait de suite recevra 11 g de protéines, beaucoup plus que ce dont il a besoin, et ce, sans compter les protéines contenues dans les céréales et le poulet qu'il peut manger.

Ne vous laissez pas avoir par la publicité. Le surplus de protéines dans le lait de suite ne représente aucun avantage pour votre enfant; il s'agit plutôt d'un déchet industriel.

Les enfants allaités devraient continuer à l'être. L'Académie américaine de pédiatrie recommande de donner le sein pendant au moins un an, et ensuite « aussi longtemps que la mère et l'enfant le désirent ». L'OMS et l'UNICEF recommandent quant à eux l'allaitement « pendant deux ans ou plus ».

Naturellement, si pour une raison quelconque vous désirez sevrer votre enfant avant l'âge d'un an, vous devrez lui donner une autre sorte de lait, que ce soit du lait de départ ou du lait de suite. C'est votre décision. Ne laissez pas les autres décider pour vous. On ne dit jamais à une mère qui donne le biberon : « Ce lait n'est plus nourrissant. À partir de maintenant, vous devez lui donner du lait maternel ou vous devez mélanger ces céréales avec du lait maternel. » On prend pour acquis que, lorsqu'une mère décide de donner le biberon, elle le fera pendant des années. La mère qui allaite a droit au même respect.

S'il ne mange pas de viande, il n'aura pas suffisamment de protéines

Nous ne le dirons jamais assez : même s'il ne prend que du lait, votre enfant aura assez de protéines. Les céréales et les légumes apportent encore plus de protéines. Malgré cela, on essaie de faire peur à des mères en leur servant les plus étranges des arguments :

> *Je suis végétarienne à 80 pour cent, même s'il m'arrive de manger du poisson de temps en temps. Je voudrais élever ma fille de la même façon. Ceux qui ne sont pas d'accord avec moi disent que la viande est nécessaire pour fortifier les tissus, etc.*

L'autre jour, au zoo, j'ai vu un rhinocéros qui, selon ce qu'on m'a dit, ne mange pas de viande. Il paraissait avoir les tissus assez forts merci. Évidemment, je ne m'en suis pas approché, mais peut-être que, si je l'avais touché, j'aurais senti qu'ils étaient tout flasques…

Chapitre 9

Que peut faire le professionnel de la santé

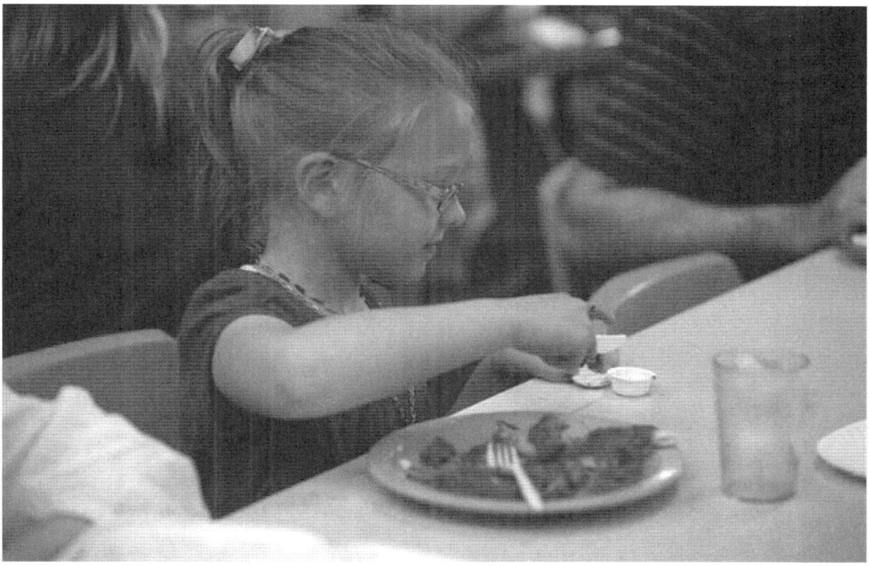

Maxinne

Mon enfant ne mange pas » est l'une des raisons les plus fréquentes de consultation chez le pédiatre[28]. Nous, les professionnels de la santé, sommes bien placés pour prévenir les problèmes relatifs à l'alimentation infantile ou pour les maîtriser dès le départ, avant qu'ils ne se transforment en une source de graves angoisses et de conflits au sein de la famille.

Toutefois, il arrive souvent également que nos conseils, ou même nos commentaires, puissent contribuer à déclencher ou à aggraver le problème.

Deux aspects de notre rôle sont particulièrement délicats : le contrôle du poids et l'introduction de l'alimentation complémentaire.

Le contrôle du poids

J'ai une fille de trois mois qui pesait 3 kg à la naissance. Je l'ai allaitée depuis le premier jour et elle n'a pas cessé de prendre du poids jusqu'à il y a un mois environ. À ce moment-là, elle n'avait pris que 40 g en deux semaines.

Le pédiatre m'a dit que le lait maternel n'était plus suffisant et que ça l'aiderait si je lui donnais un biberon de 60 ml après l'avoir allaitée 5 minutes à chaque sein. C'est là que les problèmes ont commencé, car ma fille refusait de prendre le biberon. J'y allais graduellement, sans l'obliger, laissant tomber lorsqu'elle repoussait le biberon et insistant à l'autre boire. Mais elle ne voulait toujours pas prendre le biberon. J'ai essayé d'autres marques de lait, divers types de tétine, mettant un peu de sucre, mais ce fut peine perdue. La semaine suivante, ma fille avait pris 260 g. Mon pédiatre m'a alors conseillé de ne lui donner que le sein puisqu'elle était revenue à la normale. La semaine dernière, elle n'a pris que 20 g et il m'a dit d'alterner le sein et le biberon.

Ma fille continue de refuser le biberon. Ça semble l'écoeurer et elle ne cesse de pleurer. J'ai aussi essayé de ne lui donner que le biberon, afin qu'elle se rende compte qu'elle ne pourra plus téter et qu'elle prenne enfin le biberon, mais en vain. Elle reste donc sans manger, après avoir beaucoup pleuré, et tombe endormie.

Je ne sais plus quoi faire, je suis désespérée. J'ai aussi tenté d'exprimer du lait et de le lui donner au biberon et, là, elle a accepté de le prendre. Ensuite, je lui ai donné de mon lait mélangé avec du lait artificiel, mais elle n'en a pas voulu. Pour qu'elle mange quelque chose, quand elle est en train de boire, j'entre la tétine par un coin de sa bouche et je fais sortir le lait avec mes doigts pour qu'elle avale des deux laits ensemble. Par contre, tout ce que ça donne, c'est qu'elle prend beaucoup d'air et très peu de lait.

En un mois seulement, un allaitement calme et heureux s'est transformé en cauchemar. La procédure diagnostique a été erronée : on a évalué la prise de poids sur une période trop courte et on l'a comparée à des données inappropriées. Le traitement s'est avéré inutile et incorrect (si l'enfant ne prenait pas assez de lait, la solution ne serait pas d'ajouter le biberon, mais bien d'augmenter le nombre de tétées).

La variabilité intrinsèque de la croissance, les erreurs de mesurage et les variations causées par le temps écoulé depuis la dernière tétée, de même que la miction ou la défécation, rendent totalement inutile le contrôle hebdomadaire du poids. Cela ressort clairement de l'exemple précédent où la fillette, sans changer de diète (elle n'a pas pris le biberon), a pris tantôt 20 g, tantôt 260. Comme l'indique Fomon[2], même « les augmentations de poids dans un intervalle aussi court qu'un mois doivent être interprétées avec précaution » au cours des premiers six mois. Dans les six mois suivants, la prise de poids est évaluée à des intervalles d'au moins deux mois.

Un graphique de poids n'est pas la même chose qu'un tableau de prise de poids. Les courbes et les graphiques de poids permettent de mesurer le poids actuel à un moment donné, mais pas la prise de poids sur une période déterminée. Lorsque la croissance paraît anormalement rapide ou lente, on doit utiliser un tableau de prise de poids.

En plus de ses graphiques de poids basés sur la croissance d'enfants en santé qui ont une alimentation normale (c'est-à-dire du lait maternel), l'OMS a aussi publié des tableaux de prise de poids à un, deux, trois, quatre et six mois. Pour les deux premiers mois, elle a publié des tableaux de prise de poids sur une ou deux semaines et qui diffèrent selon le poids à la naissance. Ils sont tous disponibles au www.who.int/childgrowth/standards .

En quatre semaines, entre l'âge de deux et trois mois, cette fillette a pris un total de 320 g. Sur le tableau de l'OMS, le 3e percentile de prise de poids entre le deuxième et le troisième mois est de 321 g. Cette prise de poids est donc tout à fait normale. Remarquez que le 3e percentile du tableau de prise de poids n'est absolument pas le même que la différence de poids actuelle du 3e percentile. Dans ce cas, le poids correspondant au 3e percentile est de 4 kg à l'âge de deux mois et de 4,6 kg à l'âge de trois mois, avec une différence de 600 g. L'utilisation de graphiques de poids (qui indiquent le poids atteint) au lieu de tableaux de prise de poids (qui indiquent l'augmentation du poids) entraîne de graves erreurs d'évaluation.

De plus, comme l'indique Fomon, au sein des populations où la prévalence de la malnutrition est basse, la majorité des enfants allaités dont la croissance sur une période déterminée se situe en deçà du 5e percentile sont normaux (évidemment, puisque 5 pour cent des enfants augmentent de poids en deçà du 5e percentile).

Cette mère et cette fillette auraient été beaucoup plus tranquilles si le poids avait été mesuré à intervalles plus espacés, et l'excès d'enthousiasme thérapeutique aurait fait place à une prudente observation. De plus, son refus catégorique du biberon confirme que la fillette n'avait absolument pas faim (on ne peut pas toujours affirmer le contraire; plusieurs jeunes bébés, surtout les bébés de moins de deux ou trois mois, acceptent le biberon même s'ils n'ont pas faim). Avec la vaine intention de la mère de lui enlever le sein pour qu'elle prenne le biberon, la fillette n'a pris ni l'un ni l'autre et mange maintenant moins qu'avant le conseil fatidique.

Le cas de Josée fait ressortir encore une fois l'importance de choisir les bonnes références :

> *Mon fils de 10 mois pesait 3,950 kg à la naissance. Il a toujours été allaité et s'est toujours bien développé. Toutefois, depuis deux mois, sa prise de poids se situe en dessous de la moyenne.*
>
> *Deux pédiatres différents m'ont conseillé de lui donner des biberons parce que mon lait ne le nourrit plus suffisamment, mais mon fils les refuse. Il n'en supporte même pas l'odeur, et j'ai peur qu'il n'en veuille jamais et qu'il se mette à maigrir au lieu d'engraisser. Je me sens mal dans tout cela, car je voulais continuer de l'allaiter jusqu'à l'âge d'un an et demi.*

À l'âge de six mois, mon fils pesait 8,170 kg, à huit mois 8,850 kg, à neuf mois 8,950 kg et à dix mois 9,260 kg. Il mesure 76 cm.

Le fils de Josée a pris 410 g entre l'âge de huit et dix mois. Consultons le tableau de prise de poids pour cette période de deux mois : entre huit et dix mois, la prise de poids moyenne est de 544 g et le 3e percentile se situe à 60 g (en additionnant les deux mois !). Non seulement la prise de poids est-elle normale, mais elle est importante, au-delà du 25e percentile (360 g). Le refus absolu qu'a démontré cet enfant pour les biberons confirme que sa prise de poids n'est pas due à une ingestion insuffisante de lait.

Il est tout à fait normal qu'au cours d'un mois déterminé, la prise de poids se situe au 10e percentile, au 3e ou même en dessous. Tous les percentiles, à partir de 1 jusqu'à 100, sont normaux, puisque les tableaux et les graphiques sont établis en se basant uniquement sur des données d'enfants en santé.

Toutefois, pendant ce mois où la prise de poids se situe seulement au 3e percentile, il s'agit la plupart du temps d'une exception, d'une anomalie due à un virus, une diarrhée, une séparation de la mère ou une cause extrême dans un processus fondamentalement variable. Habituellement, le bébé engraisse davantage le mois suivant. C'est pour cette raison qu'il existe des tableaux sur des périodes de durées différentes et qu'il est important de s'en servir correctement. Voyons un exemple de tableaux de l'OMS :

Filles, prises de poids sur une période d'un mois, 3e percentile :

- 3-4 mois : 214 g
- 4-5 mois : 130 g
- 5-6 mois : 52 g
- 6-7 mois : - 4 g

Est-ce que cela signifie qu'une fillette en santé ne peut prendre que 214 + 130 + 52 – 4 = 392 g entre le troisième et le septième mois ? Non, parce qu'un enfant en santé peut prendre le poids « minimum » pendant un mois donné, mais pas pendant plusieurs mois subséquents. Voyons un autre tableau :

Filles, prises de poids sur une période de deux mois, 3e percentile :

- 3-5 mois : 556 g
- 5-7 mois : 267 g

La somme est de 823 g, soit plus du double de ce qui a été obtenu en additionnant les quatre périodes d'un mois, mais ce n'est pas tout :

Filles, prises de poids sur une période de quatre mois, 3e percentile :

- 3-7 mois : 1, 071 g

Par conséquent, il est important d'évaluer non seulement la prise de poids chaque mois, sans vue d'ensemble, mais également la prise de poids sur des périodes plus longues. Il est important de tenir compte de la taille; un poids normal pour un enfant de très petite taille peut être insuffisant pour un enfant de grande taille.

L'alimentation complémentaire

> *Mon pédiatre m'a conseillé de commencer par les céréales sans gluten deux fois par jour. Le problème est que mon fils (quatre mois et demi) n'en veut absolument pas, et mon pédiatre m'a dit que je dois l'obliger. Pour dire vrai, c'est un supplice et ça me fend le cœur de faire cela. Depuis sa naissance, mon fils n'a jamais bu beaucoup. Il lui arrive souvent de ne téter que deux minutes et il en a assez. Il n'a jamais accepté un biberon.*

Bien que les recommandations actuelles soient de commencer avec les aliments complémentaires vers l'âge de six mois plutôt qu'à quatre mois[20], ce n'est pas d'avoir devancé un peu leur introduction, mais bien le conseil erroné de l'obliger à manger qui a causé problème. N'oublions pas que les aliments doivent être introduits en petites quantités, qu'on augmente peu à peu, à mesure que l'enfant les accepte.

Voici le témoignage de Thérèse, bien plus dramatique :

> *À six mois et demi, nous avons commencé par les fruits, et ce fut pire qu'avec les céréales, qu'il refusait depuis le début. À la seule vue de la cuillère, il détournait la tête et fermait la bouche. Si je réussissais, de peine et de misère, à lui entrer quelque chose dans la bouche, il le recrachait. J'ai donc continué à l'allaiter…*
>
> *Lorsque je suis allée au rendez-vous de routine à sept mois, son pédiatre m'a réprimandée en me disant que je devais être plus ferme avec mon enfant. S'il refusait de manger des céréales ou des fruits, je ne devais pas lui offrir le sein par la suite, même s'il pleurait et s'il avait faim. Je ne devais lui donner que de l'eau jusqu'au prochain repas. Même s'il avait un poids relativement normal, mon enfant aurait dû peser davantage. Il n'avait pas pris de poids précisément parce qu'il était entré dans une étape où il dépensait plus d'énergie et qu'il avait besoin des hydrates de carbone contenus dans les céréales et des vitamines et des minéraux contenus dans les fruits.*

À sept mois, le fils de Thérèse mesure 72,5 cm et pèse 9 kg. Selon les tableaux de l'OMS, sa taille est bien au-dessus du 85e percentile; son poids se situe plus près du 85e percentile que du 50e et le rapport entre son poids et sa taille est exactement dans la moyenne. Selon ces données, bien que Thérèse ne signale rien sur la prise de poids de son fils au cours des derniers mois, il paraît peu probable qu'il y ait un problème. En tout cas, le refus de son fils de manger plus constitue une preuve suffisante qu'il ne meurt pas de faim. De même, le conseil de lui donner de l'eau au lieu du lait, parce qu'il a besoin de plus d'énergie, est parfaitement irrationnel. À ce qu'on sache, l'eau ne contient aucune calorie. L'alimentation complémentaire ne remplace pas l'allaitement, elle le complète. De plus, comme nous l'avons dit précédemment, les besoins en énergie par kilo de poids corporel n'augmentent pas, mais diminuent plutôt au cours de la première année.

Faire attention au langage utilisé

Les paroles qui ont été dites ne peuvent être reprises, et les témoignages de nombreuses mères tout au long de ce livre nous montrent l'angoisse qu'un simple commentaire peut engendrer.

Les professionnels de la santé doivent bannir de leur vocabulaire des expressions telles que « faire tout juste le poids », « ne pèse pas assez » ou « n'a pas pris suffisamment de poids ». Ou bien un enfant rencontre les critères diagnostiques de retard de croissance[2] (une prise de poids en deçà de l'écart -2 durant au moins deux mois chez les bébés de moins de six mois, ou durant au moins trois mois chez les enfants plus âgés; et un rapport poids-taille en deçà du 5e percentile), ou bien il ne les rencontre pas. Bien entendu, dans certains cas limites, il est prudent de contrôler le poids avec précaution et peut-être de recommander une alimentation plus fréquente; mais on peut le faire sans « étiqueter » l'enfant ni faire peur à la famille.

Les médecins peuvent également faire des recommandations de façon moins catégorique. Comparez les phrases suivantes :

- À partir de x mois, vous lui donnerez du poulet.
- À partir de x mois, vous pouvez commencer à lui offrir du poulet.
- En après-midi, donnez-lui 180 g de légumes en purée.
- À l'heure qui vous convient le mieux, offrez-lui un peu de légumes et continuez en augmentant la quantité s'il les accepte bien.

Non seulement les recommandations strictes de quantités, d'horaires, d'ordre d'introduction des aliments et autres détails ne reposent sur aucune base scientifique[2, 18], mais elles peuvent entrer en conflit avec les besoins du bébé, avec les opinions de la mère et de ses proches ou avec les conseils d'autres professionnels.

Enfin, il est pour le moins préoccupant qu'une mère sorte du bureau du médecin avec l'impression qu'on l'a « réprimandée ».

Pourquoi ne pas descendre le pèse-bébé de son piédestal ?

La visite chez le pédiatre suit habituellement une espèce de protocole. La mère explique comment s'est comporté son enfant, pendant qu'on le déshabille. Le pédiatre l'ausculte. Finalement, on pèse et on mesure l'enfant, et ce n'est qu'alors que la mère demande : « Comment va-t-il, docteur ? »

Il semble que le poids soit l'élément le plus important pour évaluer si l'enfant est en santé.

En réalité, le plus important c'est ce que raconte la mère, puisque c'est elle qui voit l'enfant chaque jour. Suit en importance l'examen du médecin, qui permet d'évaluer la santé physique et le développement psychomoteur de l'enfant. Et le moins important, le poids, qui donne rarement des renseignements que nous n'avions pas soupçonnés avant : si un enfant souffre réellement de malnutrition ou d'obésité, on le voit. La principale utilité de la pesée d'un enfant dont l'aspect, l'état général et l'examen physique sont normaux est simplement d'avoir une valeur de référence pour pouvoir, s'il est malade plus tard, évaluer combien de poids il a perdu.

Nous, les professionnels de la santé, ne pourrions-nous pas faire quelque chose afin que le pèse-bébé cesse d'être au centre de la visite ? Au lieu d'attendre de connaître son poids pour dire si l'enfant « se porte bien », peut-être pourrions-nous d'entrée de jeu résumer ce que la mère nous a dit : « Donc, si je me fie à ce que vous me dites, votre enfant est en bonne santé et se développe normalement. »

Plus tard, pendant l'examen, nous pourrions expliquer : « Il suit bien avec les yeux. Tout semble normal du côté des bronches… »

Et, finalement, nous pourrions laisser tomber : « Votre enfant est en parfaite santé et il semble très éveillé. Maintenant, par simple curiosité, voyons combien il pèse. »

Quatrième partie

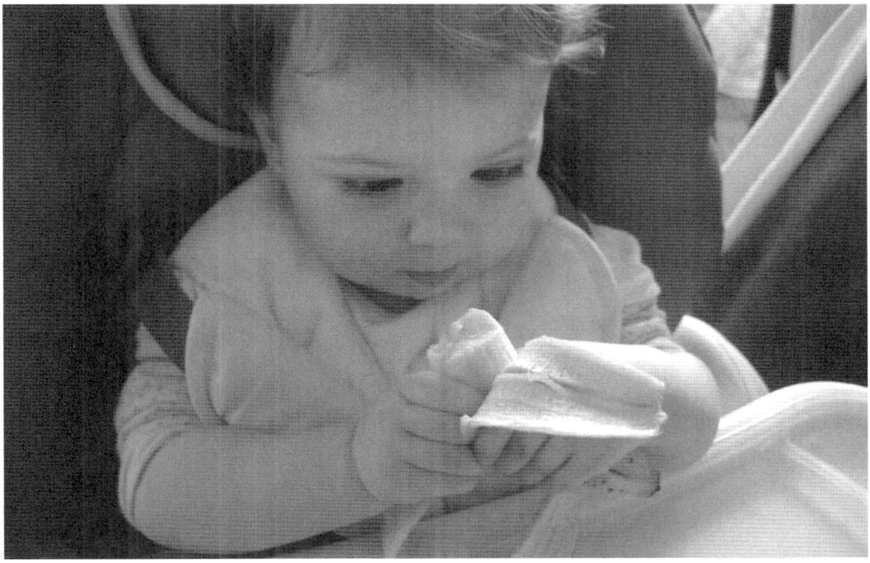

Alexandra

Quelques questions fréquentes

Chapitre 10

Foire aux questions

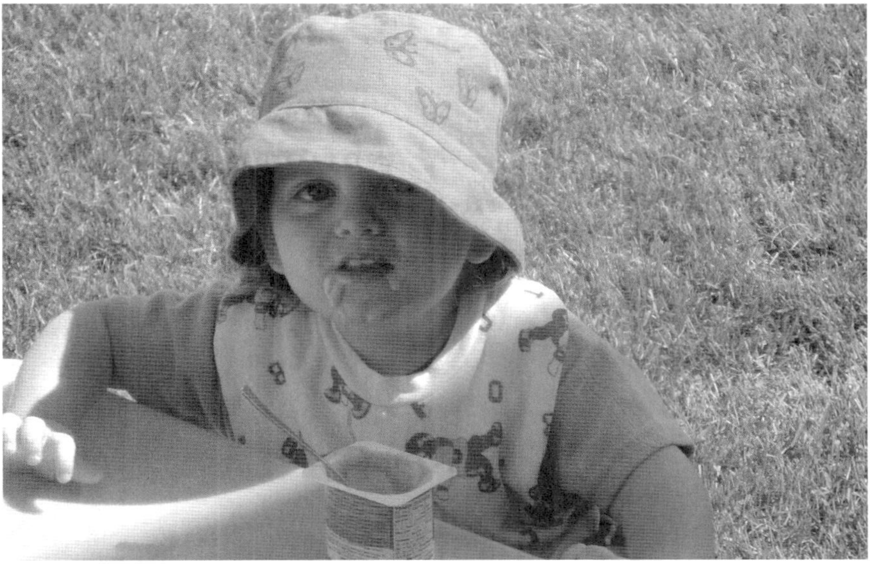

Benjamin

Et s'il ne mange vraiment pas ?

Évidemment, il y a des enfants qui ne mangent pas, c'est-à-dire qui mangent moins qu'ils le devraient. Un enfant qui ne mange pas se distingue d'un « enfant qui ne mange pas » par le fait que le premier perd du poids et le deuxième non.

Les raisons qui expliquent qu'un enfant arrête réellement de manger sont variées. Certaines ne sont pas très différentes des raisons qui font que les adultes arrêtent de manger : une grippe ou un rhume, une diarrhée, une angine, sans parler de maladies plus sérieuses.

Si l'enfant ne mange pas parce qu'il a la tuberculose, il ne guérira pas parce que vous le gavez de nourriture. Il guérira avec un traitement adéquat et, lorsqu'il sera guéri, il recommencera à manger de lui-même. Il faut donc suivre la règle générale : ne jamais obliger votre enfant à manger. S'il est en santé, il a déjà mangé ce dont il avait besoin. S'il est malade, offrez-lui souvent ses aliments préférés mais sans le forcer, car il vomira. S'il perd du poids, amenez-le chez le médecin.

> *J'ai allaité Christine [sept mois et demi] exclusivement jusqu'à l'âge de six mois. Après, j'ai commencé à lui donner des aliments solides, sans la forcer. Mais elle n'accepte aucun solide. [...] Le pédiatre me dit que ma fille ne grandit pas, que je dois cesser de l'allaiter et qu'elle mangera certainement lorsqu'elle aura faim. [...] depuis presque deux mois, elle tète à intervalles de moins de deux heures.*

Christine n'a pas pris un gramme entre l'âge de cinq et huit mois. La mère a consulté plusieurs pédiatres. Tous s'accordaient pour dire que le problème était que la fillette ne voulait pas manger parce qu'elle avait été « gâtée » en étant allaitée aussi souvent et qu'il fallait la sevrer pour qu'elle mange enfin.

Entre huit et neuf mois, non seulement n'a-t-elle pas pris de poids, mais elle en a perdu et la mère a dû se présenter avec elle à l'urgence d'un bon hôpital. Le diagnostic a été la fibrose kystique, une grave maladie héréditaire. Il s'agit d'un cas extrême, mais c'est quelque chose qui est malheureusement trop fréquent. Si un bébé allaité n'engraisse pas, personne ne s'en préoccupe, personne ne lui fait de tests, personne n'essaie de trouver ce qu'il a; on dit simplement à la mère de lui donner le biberon et c'est tout. Plus tard, lorsqu'il n'engraisse pas non plus avec le biberon, les médecins commencent à s'inquiéter pour vrai et on découvre que l'enfant est malade. C'est lamentable, mais de nombreuses mères se voient dans l'obligation de mentir et de cacher le fait que leur bébé est allaité pour obtenir l'attention médicale voulue.

Curieusement, le seul aliment que Christine acceptait, à part le sein (heureusement que sa mère n'a pas suivi le conseil de la sevrer!) était le poulet. Personnellement, je crois que c'est une preuve que les enfants savent ce dont ils ont besoin. Lorsqu'on est atteint de fibrose kystique, on perd des protéines, et Christine recherchait les aliments riches en protéines.

D'autres enfants cessent de manger pour des raisons d'ordre psychologique. J'ai vu un jour une petite fille, d'un peu plus d'un an, qui a arrêté de manger et qui a perdu du poids rapidement quand sa mère est retournée travailler. La fillette avait deux grands-mères, dont l'une la visitait souvent pour jouer avec elle. Malheureusement, pour divers motifs, la mère avait choisi l'autre grand-mère pour garder sa fille, celle que la fillette connaissait à peine. Elle s'était donc retrouvée « abandonnée » par sa mère et entre les mains d'une étrangère. (Je sais que la mère ne l'avait pas abandonnée, mais la fillette ne le savait pas, elle ne pouvait pas le savoir. Au cours des premières années, quand la mère quitte pour quelques heures, les enfants se comportent comme si elle s'en allait pour toujours.)

Dois-je cesser d'allaiter mon bébé pour qu'il mange ?

> *Ma fille est née il y a sept mois et demi et elle n'a jamais laissé le sein depuis… À chaque tétée, je lui prépare une purée et je la lui offre, mais elle tourne la tête et n'ouvre pas du tout la bouche… Que dois-je faire ? Cesser de l'allaiter complètement, comme certains le suggèrent, pour qu'elle mange ?*

Tout comme Maryse, plusieurs mères se font conseiller de sevrer leur bébé et se font servir l'argument que ce n'est qu'à ce moment que l'enfant commencera à manger des aliments. Comme si les bébés nourris au biberon mangeaient tous volontiers !

> *Je suis une mère désespérée. Ma fille de dix mois n'accepte que le biberon et elle ne veut aucun légume.*

Nous avons déjà expliqué (voir la section *Quand maman travaille à l'extérieur de la maison*) que le sevrage brusque provoque facilement le dédain des aliments. J'ai vu en quelques occasions un bébé perdre un demi kilo en une semaine à cause d'un sevrage intempestif semblable. En recommençant l'allaitement (ce que tant la mère que l'enfant désiraient), il reprend immédiatement goût à la vie et recommence à accepter non seulement le sein, mais également le biberon. Une fois le poids récupéré, le bébé retourne facilement à l'allaitement maternel exclusif. Dans d'autres cas, lorsque personne n'intervient en faveur de la mère et de son enfant, le bébé finit par capituler, l'instinct de survie étant plus fort que le désespoir. L'enfant finit par accepter le biberon, reprend péniblement le poids perdu et tend évidemment à aller encore plus « en bas de son poids » qu'avant.

Vous pensez que j'exagère ? Voyez ce qui est arrivé à Laura :

> *Ma fille a onze mois, pèse 7,230 kg et mesure 71 cm. Le problème est qu'elle ne veut pas manger. Je l'ai allaité jusqu'à huit mois. À quatre mois, j'ai introduit la purée de fruits et, à cinq mois, les céréales et, plus tard, les légumes avec de la viande et du poisson. Jusqu'à l'âge de six mois, son poids était normal. Depuis ce temps, elle ne mange que très peu et, dernièrement, on peut dire qu'elle ne mange pratiquement pas.*
>
> *Lorsque je l'allaitais, elle semblait intéressée aux aliments. Maintenant, l'heure des repas s'est transformée en véritable torture.*

Selon les courbes de croissance espagnoles et nord-américaines utilisées à l'époque, le poids de Laura était inférieur au 3e percentile (ce qui, comme nous l'avons expliqué, n'est pas nécessairement anormal). Quelqu'un a dû penser qu'elle prendrait plus de poids avec du lait artificiel. À l'évidence, cela n'a pas été le cas. Selon les courbes de croissance de l'OMS, le poids de Laura est normal, un quart de kilo au-dessus du 3e percentile. Toutefois, le problème ne réside pas dans l'utilisation d'un tableau ou d'un autre ; on peut utiliser les anciennes courbes de croissance avec prudence et bon sens tandis qu'on peut se servir de celles de l'OMS de façon rigide et irréfléchie.

Souffrirait-elle d'anorexie mentale ?

L'anorexie mentale est une maladie mentale grave. Elle n'atteint pas les jeunes enfants, mais plutôt les adolescentes (bien qu'elle tende à se manifester de plus en plus jeune). En tout cas, on ne la guérit pas en obligeant la patiente à manger, ce qui produirait l'effet contraire. La norme tient donc toujours : ne jamais obliger une enfant à manger, et si elle maigrit, chercher si elle souffre d'une maladie (qui peut aussi être mentale). Les adolescentes atteintes d'anorexie mentale perdent du poids. Elles perdent plusieurs kilos. C'est pourquoi si votre enfant n'a pas perdu de poids, quel que soit son âge, elle ne souffre pas d'anorexie mentale.

Pourrait-elle souffrir d'anorexie infantile?

> *Je suis d'accord avec tout ce que vous dites [...], mais ce n'est pas le cas de ma fille, car elle ne mange vraiment pas. [...]*
>
> *Elle refuse le sein depuis le début [...] J'ai dû exprimer du lait et le lui donner au biberon [...] J'ai cessé d'avoir du lait et j'ai commencé à lui donner celui de la pharmacie (et le calvaire a commencé). Elle prenait la moitié du biberon et se mettait à pleurer. [...] On lui a fait des tests et tout semblait normal, sauf un petit reflux oesophagien. On m'a donné du lait anti-reflux et du « Prepulsid ». [...] La seule façon qu'elle mangeait était lorsqu'elle dormait. [...]*
>
> *Elle a maintenant treize mois et pèse 7 kg. La situation est maintenant horrible. Elle ne boit presque pas de lait [...] elle prend 4 ou 5 cuillerées de purée. [...]*
>
> *Le pédiatre parle de l'hospitaliser et de la nourrir à l'aide d'une sonde gastrique pour qu'elle prenne du poids et de la confier ensuite au psychologue. [...] Les pédiatres ne décèlent rien d'organique.*

Clarifions d'abord la nomenclature. Le terme « anorexie » signifie « manque d'appétit » ou « ne pas manger », symptôme qui peut se présenter avec n'importe quelle maladie. Un enfant qui fait des angines ou un adulte qui a la diarrhée auront probablement aussi de l'anorexie. En revanche, l'« anorexie mentale » est une maladie distincte. Il existe la même différence entre la « fièvre », un symptôme commun à des centaines de maladies différentes, et la « fièvre typhoïde », une maladie concrète et spécifique. Il n'existe aucune maladie nommée « anorexie infantile »; c'est simplement une façon plus recherchée de dire que l'enfant « ne mange pas ».

Si vous amenez votre enfant chez le pédiatre en disant que vous le trouvez très chaud et que le pédiatre le regarde et dit qu'il a une otite, il émet un diagnostic, une information que vous ne déteniez pas. Par contre, s'il vous dit simplement qu'il a de la fièvre, vous le saviez déjà, mais vous n'en connaissez toujours pas la cause. De la même façon, si vous dites que votre enfant ne mange pas et qu'on vous répond qu'il souffre d'anorexie infantile, on n'a diagnostiqué aucune maladie. On a simplement répété, dans un mélange de grec et de latin, la même chose que vous avez dite.

Revenons au cas de Maïté exposé auparavant : il est certain que son poids se situe en deçà de la dernière ligne du graphique, mais pas beaucoup. Il est logique que son pédiatre lui fasse des tests et des analyses pour s'assurer qu'elle n'est pas malade. Si tous les tests sont normaux, cela démontre qu'elle est en santé, en parfaite santé. Il s'agit alors d'une de ces 15 000 enfants d'un an en santé (3 pour cent du total) qui, en Espagne, se situent en deçà du 3e percentile.

L'idée de la nourrir à l'aide d'une sonde gastrique est totalement absurde. Malheureusement, ce n'est pas la première fois que j'entends une histoire de la sorte. Je ne crains pas d'affirmer qu'il s'agit d'une forme de mauvais traitements et qu'on devrait réellement la « confier au psychologue » si on la soumettait à semblable abus. De la même façon qu'on ne peut opérer de l'appendice une personne à moins qu'elle ne soit malade, on ne peut pas hospitaliser et alimenter à la sonde une personne en santé. Et Maïté est en santé, ce qui a été démontré par tous les tests qu'elle a passé et qui sont revenus normaux.

Si, malgré des tests normaux, Maïté perdait du poids pour des raisons inconnues, si elle pesait 6 kilos, puis 5, puis 4, si elle perdait son entrain et qu'elle s'éteignait comme une chandelle, il serait logique de dire : « Nous ne trouvons rien, mais il est évident qu'elle est malade. Nous allons la nourrir à la sonde, ou même par intraveineuse, avec la ferme intention de la maintenir en vie, pendant que nous continuons d'étudier son cas pour voir si nous pouvons la guérir, ou s'il se produit un miracle et qu'elle guérit d'elle-même. » Mais Maïté a pris du poids, lentement mais constamment, depuis sa naissance, son développement psychomoteur est normal et, quand on ne la torture pas pour lui mettre de force de la nourriture dans la bouche, elle est heureuse.

À propos, le Prepulsid (cisapride) ne s'utilise presque plus et, aux États-Unis, il a été retiré du marché à cause de ses graves effets secondaires. Quant aux laits anti-reflux, on ne les considère pas utiles, même lorsqu'il y a vraiment reflux[31].

Que serait-il arrivé si Maïté, au lieu de naître à notre époque, avec la sécurité sociale et les visites gratuites chez le pédiatre, était née au début du 20e siècle? On l'aurait trouvée maigre et peut-être que sa mère lui aurait donné quelque « tonique reconstituant » annoncé dans ce temps-là. Toutefois, personne ne lui aurait fait passer de tests, personne n'aurait fait peur à ses parents, personne n'aurait menacé de la nourrir à l'aide d'une sonde. S'ils avaient consulté le Dr Ulecia, réputé spécialiste du traitement des enfants souffrant de malnutrition, de qui nous parlerons plus loin, ce dernier n'aurait pas bronché. Dans son livre, on peut voir des photos d'enfants qu'il a traités avec succès : T. A., six mois et demi, 4,020 kg, à treize mois, il faisait 5,530 kg; M. C., seize mois, 5,800 kg, à deux ans, il va très bien, car il pèse maintenant 7,700 kg… Il s'agissait de véritables problèmes de poids, et il les a tous traités sans sonde, uniquement avec une nourriture adéquate.

Son estomac ne deviendra-t-il pas trop petit?

Non. Je sais que, dans un livre comme celui-ci, on pourrait s'attendre à une réponse plus élaborée, mais c'est que je manque de mots. Tout simplement, non.

Le ferait-il pour attirer l'attention ?

« Attirer l'attention » est une expression extrêmement malheureuse. Diverses personnes la comprennent de manières très différentes, sinon opposées, et c'est la plus grande malchance qui peut arriver à une expression.

Dans la langue populaire, « attirer l'attention » signifie faire des choses bizarres pour obtenir la notoriété. Quelqu'un peut se teindre les cheveux en vert ou se promener avec un tigre en laisse. Dans ce sens, attirer l'attention est considéré comme quelque chose de négatif, semblable à « faire le pitre » ou « jouer la comédie ». Personne ne se préoccupe de ceux qui ne font que chercher à « attirer l'attention ».

Pour les psychologues qui étudient le comportement infantile, « attirer l'attention » a au moins deux sens distincts et aucun d'eux n'est négatif. Dans aucun des deux sens, on considère que l'enfant est en train de jouer la comédie ou de faire des folies, ni qu'il faille arrêter de lui prêter attention.

Le premier sens a trait à une conduite spontanée (instinctive) et commune aux petits d'autres mammifères : lorsqu'il se sépare de sa mère pour jouer ou explorer, le petit se tourne fréquemment vers elle pour lui laisser savoir où il est et ce qu'il fait. En même temps, la mère cherche fréquemment son petit du regard et attire également son attention en émettant des sons lorsqu'elle doit bouger ou quand le petit s'éloigne trop. Ce qui se transpose chez les autres animaux en aboiements, grognements ou bêlements prend chez l'être humain des nuances plus élaborées : « Regarde, maman, regarde le beau château que j'ai fait ! », « Judith, ne va pas dans la rue ! », « Regarde, maman, je suis un pirate ! », « Viens, Paul, nous partons ! ».

Il est facile de constater que cette conduite, soit attirer l'attention de la mère, a contribué durant des millions d'années à la survie de l'espèce. Les petits qui n'attiraient pas constamment l'attention des adultes se perdaient ou étaient dévorés, et c'est ainsi que la sélection naturelle les éliminait. Attirer notre attention de cette manière est instinctif chez nos enfants, ils ne peuvent faire autrement. Si nous leur crions de nous laisser tranquille parce que nous voulons lire le journal, nous ne faisons que les rendre plus anxieux et ils essaieront alors d'attirer encore plus notre attention.

Le deuxième sens que donnent les psychologues à l'expression « attirer l'attention » a trait à une conduite plus ou moins anormale qu'une personne adopte lorsqu'elle a besoin d'attention et qu'elle ne peut, ou ne sait, comment l'obtenir par les moyens habituels. On dit donc qu'un enfant se frappe la tête, vomit, donne des coups de pied ou se fait caca dessus pour attirer l'attention. Les adultes aussi font quelquefois des choses pour attirer l'attention : ils deviennent hystériques, menacent ou tentent de se suicider, hurlent ou se battent. Personne n'arrive à de tels extrêmes s'il n'a pas d'abord échoué dans toutes ses méthodes les plus simples d'attirer l'attention, comme parler ou pleurer.

Quand un psychologue dit : « Cet enfant frappe ou mord ses compagnons pour attirer l'attention », ce qu'il veut dire, c'est : « Cet enfant a besoin de plus d'attention que ce que vous lui donnez et il se voit dans l'obligation de frapper et de mordre sinon personne ne lui prêterait attention. Vous devez lui accorder plus d'attention pour régler le problème. » Malheureusement, nombre de parents, et aussi certains spécialistes, comprennent cette expression dans son sens le plus commun, comme « Cet enfant joue la comédie » ou « Il nous fait marcher », et ils croient qu'on ne devrait pas s'en occuper afin qu'il « arrête ses folies ».

La plupart des enfants qui refusent de manger le font simplement parce qu'ils n'ont pas besoin de plus de nourriture. La seule attention qu'ils veulent attirer est de nous dire « Hé, j'ai fini de manger ! ». Il est possible qu'un enfant se serve de la nourriture pour attirer l'attention sur d'autres questions, et cela nous indiquerait qu'il a besoin de plus d'attention : qu'on joue avec lui, qu'on lui raconte une histoire, qu'on reconnaisse ses petits succès et qu'on ne lui refuse pas de contact physique ni notre compagnie. Et, bien évidemment, qu'on ne l'oblige pas à manger.

Est-il nécessaire de lui donner de l'eau, du jus, des tisanes ?

> *On m'a dit [à l'hôpital] que mon bébé devait boire de l'eau, surtout en été. En fait, ma fille (douze mois) boit très peu d'eau : elle la refuse au biberon et, au verre, elle en prend quelques gorgées, puis elle se met à jouer avec le verre. Nous lui en donnons depuis un bon moment déjà, mais presque de force, et elle repousse le biberon de sa main. J'ai essayé avec des jus faits maison et industriels, mais elle n'en veut pas. [...] Comment puis-je rendre l'eau appétissante et inciter ma fille à en boire ?*

Eh bien non, je suis désolé, il n'existe aucune façon de rendre l'eau appétissante. Si elle en avait besoin, votre fille en boirait. Si elle n'en boit pas, c'est parce qu'elle n'en a pas besoin, point.

Mais, oui, il y aurait une façon. Si vous lui donnez plusieurs cuillerées de sel pur et réussissez à les lui faire avaler, après elle aura besoin d'eau. C'est toutefois un moyen très, très dangereux, et j'ignore pourquoi quelqu'un irait jusqu'à faire une telle chose.

Les bébés allaités exclusivement et à la demande n'ont pas besoin d'eau, à moins qu'ils aient une fièvre élevée ou une diarrhée grave (dans ces cas, il faut les allaiter fréquemment et leur offrir un peu d'eau après la tétée). Des études ont même été faites chez les bédouins du désert, et ils n'ont pas besoin d'eau.

Les bébés nourris au biberon et à la demande avec une préparation lactée adéquate n'ont pas besoin d'eau non plus. C'est incroyable la quantité de gens, y compris des professionnels de la santé, qui croient le contraire. Voyons, si les experts disent « une mesure de poudre pour chaque 30 ml d'eau », c'est qu'il y a une raison. Si les enfants avaient besoin de plus d'eau, il n'aurait pas été difficile de dire « une mesure de poudre pour chaque 40 ml d'eau ».

Les enfants qui commencent à prendre d'autres aliments, s'il s'agit de fruits et de légumes, ont probablement encore moins besoin d'eau qu'avant. Or, lorsqu'ils commenceront à manger une quantité suffisante d'aliments plus salés ou plus secs (poulet, pain, biscuits...), ils commenceront à avoir soif.

À tout hasard, à partir du moment où l'enfant commencera à manger d'autres aliments, vous pouvez commencer à lui donner de l'eau, préférablement au verre (les bébés allaités préféreront le verre au biberon, et les bébés nourris au biberon doivent apprendre à boire au verre). Si votre enfant refuse l'eau, n'insistez point et ne vous en préoccupez pas. Il sait parfaitement bien quand il doit boire, n'en doutez pas une seconde.

Et, surtout, ne boire que de l'eau. Pas de jus, ni de tisanes, ni d'eau additionnée de sucre, rien d'autre que de l'eau. La consommation de jus ou de boissons gazeuses au lieu de l'eau est l'une des causes de l'épidémie d'obésité infantile et juvénile qui nous envahit.

Les fruits sont très sains, pas les jus. Ce n'est pas que le jus industriel contienne quelque chose de mauvais, non. Même si vous le préparez à la maison, il ne faut pas abuser du jus. Le problème est que, dans un verre de jus, il entre deux ou trois oranges. Personne ne mange autant d'oranges en morceaux. Il est trop facile de boire un verre et puis encore un autre; certains enfants boivent plus d'un litre de jus par jour. Les petits enfants se remplissent l'estomac de jus et ne peuvent plus rien avaler d'autre. Les enfants plus âgés ont le problème opposé : leur estomac est plus grand, ils mangent tout ce qu'ils doivent manger, en plus du jus, ce qui conduit à l'obésité. À quelque âge que ce soit, l'excès de sucre naturel des fruits peut provoquer une diarrhée chronique. C'est pourquoi l'Académie américaine de pédiatrie[32] recommande de ne pas donner de jus avant l'âge de six mois. Entre un an et six ans, la consommation maximale (maximale et non nécessaire! car ce n'est pas nécessaire) serait de 110 à 170 ml par jour (entre la moitié d'un verre et un verre pas très plein); et entre sept et dix-huit ans, le double. En résumé : pour une fête, mieux vaut donner du jus que des boissons gazeuses, bien sûr; mais au quotidien, donnez de l'eau.

Quant aux tisanes instantanées pour bébés, il est honteux qu'elles ne soient pas retirées du marché. Elles sont composées à 95 pour cent de sucre, normalement du glucose (dextrose) et dans certains cas, de saccharose (sucre de table), au prix incroyable de quelque 40 euros ($62 dollars canadiens) le kilo. Si vous donniez chaque jour à votre enfant la quantité de ces tisanes recommandée sur l'étiquette, à l'âge d'un an, il aurait consommé plus de 7 kilos de sucre pur, qui auraient coûté plus de 300 euros ($465 dollars canadiens). Si les enfants avaient besoin de tisanes (ce dont ils n'ont pas besoin), il vaudrait mieux les préparer à la maison, sans sucre; et s'ils avaient besoin de sucre (ce dont ils n'ont pas besoin non plus), vous pourriez l'acheter à l'épicerie du coin 40 fois moins cher.

Pourquoi vomit-il autant ?

Je suis une mère désespérée de vingt-quatre ans. J'ai une fille de onze mois qui n'a jamais beaucoup mangé et, malgré cela, elle vomit souvent. Quand elle était très petite, le pédiatre m'a dit qu'il s'agissait de reflux et il m'a conseillé de ne plus l'allaiter et de lui donner du lait anti-reflux … Maintenant, ça ne va plus du tout : elle vomit deux repas sur quatre. On m'a dit que c'était parce que je lui en donnais trop, mais elle vomit déjà à la cinquième cuillerée. Tout lui donne la nausée, elle ne veut rien de ferme, comme des biscuits. Dès qu'un morceau est plus gros que d'habitude, elle vomit. J'ai essayé de broyer les aliments, mais elle vomit quand même; elle vomit même le lait. Je tente présentement de lui donner un petit pot de nourriture de bébé, le plus petit de tous, à l'heure du dîner et elle le vomit également… On lui a fait plusieurs analyses d'urine, on l'a examinée et on m'a dit que tout était normal. Il me semble impossible qu'elle n'ait jamais faim et qu'elle puisse passer toute une journée sans manger.

C'est un véritable cauchemar, sans compter que je ne jouis pas de ma relation avec ma fille comme les autres mères parce que je suis si inquiète. Combien de temps cela va-t-il durer ?

On comprend facilement la préoccupation d'Emmanuelle. Elle ne mentionne pas le poids de sa fille, mais il doit être normal puisqu' « on l'a examiné et on m'a dit que tout était normal ». C'est donc dire que, même si Emmanuelle pense que sa fille a mangé très peu, il est évident qu'elle a trop mangé. Même après avoir vomi, elle a pris suffisamment de nourriture pour se développer adéquatement et ne pas tomber malade.

Tous les bébés régurgitent. Certains un peu, d'autres beaucoup. Nous, les médecins, appelons cela le « reflux gastro-oesophagien », c'est-à-dire que la nourriture qui se trouvait dans l'estomac remonte. Dans la grande majorité des cas (à moins que l'enfant ne perde du poids, ou vomisse du sang, ou quelque chose du genre), il s'agit ici de quelque chose de parfaitement normal. Les bébés ont l'entrée de l'estomac ouverte et la nourriture en sort. Vers l'âge d'un an, ça se referme et ils arrêtent de vomir.

À moins, bien sûr, qu'on les oblige à manger. Comme nous l'avons déjà expliqué, lorsqu'on essaie de faire manger à un enfant plus que ce dont il a besoin, il vomit. C'est inévitable.

Et si nous sommes végétariens ?

Tant les enfants que les adultes peuvent vivre parfaitement avec une diète ovo-lacto-végétarienne[33].

La diète végétarienne stricte (sans œufs ni lait) peut s'avérer adéquate pour un enfant, pourvu qu'il soit allaité pendant deux ou trois ans, et les divers aliments doivent être combinés selon les règles de l'art. Donner plus de détails dépasserait ici le but de ce livre, mais disons qu'il n'est pas prudent de suivre une diète végétarienne stricte (et encore moins de la faire suivre à un petit enfant) sans détenir de bonnes connaissances en nutrition. Les végétariens stricts doivent toujours prendre des suppléments de vitamine B_{12}, ce qui est encore plus important pendant la grossesse et l'allaitement. Vous trouverez de plus amples informations sur Internet, sur les sites végétariens reconnus[34, 35].

La diète macrobiotique est une diète progressive qui, à mesure qu'elle avance vers la « perfection », est de plus en plus restrictive. C'est une diète inadéquate pour les enfants et aussi pour les femmes enceintes et les mères qui allaitent. On a constaté de graves cas de déficit en vitamine B_{12}

chez des bébés allaités dont la mère suivait une diète macrobiotique ou végétarienne très stricte (sans œufs, ni lait).

Ne manquera-t-il pas de vitamines ?

Non. Si vous lui offrez une diète adéquate, votre enfant prendra de tout en quantité suffisante, même s'il mange peu.

Évidemment, si sa diète n'était constituée que de croustilles et de bonbons, il est certain qu'il finirait par lui manquer quelque chose… mais votre enfant est trop petit pour sortir acheter de tels aliments; il ne peut manger que ce que ses parents lui donnent.

Je vous invite à aller relire ce que j'ai écrit au sujet du fer au chapitre 8.

Pourquoi ne veut-il pas essayer de nouvelles choses ?

> *J'ai un fils de presque trois ans qui m'inquiète beaucoup, car il n'a jamais voulu essayer de nouveaux aliments.*

Sur la terre, il y a plusieurs plantes vénéneuses et des animaux qui sont venimeux. L'un des mécanismes de protection, pour éviter les accidents, dont les humains sont pourvus est une préférence pour les aliments connus et un rejet naturel des nouveaux aliments.

> *Il a quinze mois. Avant, il voulait goûter tout ce qu'il voyait, mais maintenant il ne veut que ce qu'il a déjà essayé. Les nouveaux aliments, il ne les met même pas dans sa bouche.*

Quelle meilleure protection que de manger la même chose que ses parents ? Il a été prouvé que les animaux perçoivent dans le lait maternel le goût des aliments que la mère mange. Ainsi les brebis qui ont été allaitées préfèrent, en devenant adultes, manger le même type d'herbe que mangeait leur mère, tandis que les brebis nourries artificiellement ne manifestent pas de telles préférences. Même si on n'a pas pu procéder à une telle expérience chez les humains, on suppose qu'il en va de même pour les enfants. Cela contribue probablement au rejet des purées par les bébés allaités : ils n'aiment pas les céréales à saveur de vanille, ni les mélanges de divers fruits broyés parce que ce ne sont pas des choses que leur mère a l'habitude de manger. En revanche, ils acceptent souvent (ou quémandent !) des bouchées du plat de leur mère.

Ainsi, le rejet de nouveaux aliments est une chose tout à fait normale chez les enfants, surtout s'ils n'ont pas connu leur saveur à travers le lait maternel. Il ne faut jamais les obliger à manger un nouvel aliment (ils le prendraient en grippe), mais il ne faut pas non plus bannir l'aliment en question de notre diète. Il a été démontré que si vous leur offrez un aliment (sans les forcer !) sur une base régulière, et s'ils voient que leurs parents en mangent, les enfants finissent par accepter un grand nombre d'aliments (mais pas tous, bien évidemment).

Ne devrait-il pas s'habituer à manger de tout ?

Quand avez-vous assisté à un banquet de mariage ? Vous rappelez-vous du menu ?

Presque tous les traiteurs offrent un menu spécialement destiné aux enfants. Pendant que les adultes savourent des salades élaborées et exotiques ou des poissons et des fruits de mer accompagnés de sauces originales, les enfants prennent le « menu pour enfants », presque toujours composé de pâtes ou de poulet et de frites. Je n'ai jamais vu personne à la table des adultes (ni même les plus jeunes qui viennent tout juste de mériter leur place à cette table) dire au serveur : « Je n'aime pas cela. Pourriez-vous m'apporter le menu pour enfants ? »

Soit dit en passant, les enfants mangent généralement drôlement bien à ces réceptions puisque personne ne les oblige. Et les adultes mangent des aliments qu'ils n'ont parfois jamais goûtés de leur vie, sans se plaindre et sans prendre un air dégoûté, et ils disent généralement que c'est très bon.

Naturellement, les traiteurs professionnels, après avoir vu manger des milliers d'enfants et d'adultes, savent qu'il est impossible de faire manger

« de tout » à un enfant. Ils savent également que les adultes mangent « de tout » (ou presque), même s'ils ont été élevés aux macaronis.

Suivez leur exemple et ne vous inquiétez pas à ce sujet. Votre enfant mangera de tout (du moins, de tout ce qu'il y a à la maison) lorsqu'il en aura l'âge. Entre-temps, essayer de lui faire manger un aliment en particulier constitue la meilleure façon de le lui faire détester.

À vrai dire, de nombreux enfants acceptent une large variété d'aliments à l'âge de deux ans, mais ils deviennent par la suite de plus en plus sélectifs. Entre quatre ans et cinq ans, et jusqu'à l'adolescence, certains enfants semblent vouloir toujours manger la même chose : du riz, du macaroni, des frites et des tartines au chocolat, et on recommence.

Au fait, mangez-vous de tout ? Il existe dans chaque culture des aliments considérés comme adéquats et d'autres non. Je n'essaierais jamais certains aliments considérés comme parfaitement comestibles dans notre pays, comme des escargots et des pattes de cochon. Et encore moins des fourmis et un filet de chien, qui sont considérés comme des aliments normaux dans d'autres pays. Si j'étais invité à manger chez quelqu'un qui en consomme, on penserait de moi que je suis mal élevé parce que je ne mange pas de tout.

Et si mon bébé était de petit poids à la naissance ?

Je suis la mère d'une fillette de cinq mois née prématurément, après un accouchement provoqué à 36 semaines à cause d'une croissance intra-utérine retardée. Son poids à la naissance était de 1,950 kg et son poids actuel est de 5,800 kg.

[...] ma fille mangeait merveilleusement bien, elle en voulait chaque fois plus, je m'étonnais même de la voir terminer ses biberons si rapidement. Tout a commencé lorsqu'elle a eu deux mois. Elle a commencé à en laisser un peu plus à chaque boire. Elle continue à le faire encore aujourd'hui. Elle prend quatre boires pour une quantité totale de 480 ml de lait. J'ajoute à chaque biberon deux cuillerées de céréales.

La croissance intra-utérine retardée est souvent due à un problème particulier, par exemple un placenta qui ne nourrit pas le fœtus normalement. C'est pourquoi on a provoqué l'accouchement de Sylvie : pour que sa fille puisse manger et récupérer du poids. Et c'est ce qu'elle a fait : elle avait du poids « à rattraper », elle a donc beaucoup mangé jusqu'à ce qu'elle atteigne un poids normal. Voilà une autre preuve éclatante que les enfants mangent ce dont ils ont besoin. Une fois l'objectif atteint, elle a recommencé à manger normalement (au grand désespoir de Sylvie, qui ne s'attendait pas à un tel changement).

Les bébés de petit poids à la naissance ne récupèrent pas tous aussi rapidement. Il est possible qu'ils continuent de manger peu et de croître lentement pendant des années, tout dépendant de la cause du problème.

Les bébés prématurés ou de petit poids ont moins de réserves de fer et il est possible qu'ils aient besoin de suppléments. Parlez-en à votre pédiatre.

Ne devrait-il pas s'habituer à suivre un horaire ?

Et vous, suivez-vous un horaire ? Vous prenez votre petit déjeuner, votre déjeuner et votre dîner à la même heure le dimanche comme le mercredi ? Lorsqu'il y a un bon match ou un film intéressant à la télé, vous ne devancez pas ou ne retardez pas le dîner ? Et lorsque vous allez au théâtre ou que vous mangez à l'extérieur ?

Les horaires des repas représentent l'un des plus curieux mythes de notre culture. En réalité, personne ne suit un horaire fixe pour manger. Il n'est nullement nécessaire de manger à des heures déterminées pour être en santé, ni pour bien digérer, ni pour rien du tout. La « sagesse populaire » se contredit à ce chapitre : par exemple, il est dangereux selon certains d'aller dormir avec l'estomac plein, sans avoir digéré, tandis que d'autres vous recommanderont de donner un repas copieux à votre enfant avant de le coucher afin qu'il dorme d'une traite.

C'est uniquement lorsque nous travaillons que nous sommes obligés de nous adapter et de manger avant ou après le travail. C'est pour cette raison que votre enfant suivra un horaire pour manger dès qu'il ira à l'école : il prendra son lait avant de quitter la maison, sa collation à l'heure de la récréation, il déjeunera après les classes de la matinée et prendra son goûter à la fin des classes de l'après-midi. Ou croyez-vous que si vous ne lui donnez pas sa purée à une heure déterminée, le « rythme » de votre enfant sera tellement altéré qu'il devra apporter avec lui, à l'âge de douze ans, une gamelle de macaronis pour les manger pendant son cours de mathématiques ?

Il n'est pas nécessaire non plus de lui donner à manger toujours au même endroit ou suivant la même routine. Votre enfant mangera parfois assis dans sa chaise haute et d'autres fois assis sur vos genoux. Il mangera parfois des aliments avec ses doigts et d'autres fois avec une cuillère. Il mangera certains jours à la maison et d'autres chez sa grand-mère. Il mangera même parfois en marchant dans la rue.

S'il était vraiment nécessaire (et ça ne l'est pas) d'enseigner aux enfants d'un ou deux ans à suivre les normes sociales des adultes, alors l'important serait précisément de leur enseigner à ne suivre aucun horaire. Imaginez que votre enfant de douze ans, lorsqu'il est en visite chez sa grand-mère et que le repas n'est pas prêt avant treize heures, se mette à crier et à pleurer à midi « J'ai faim ! J'ai faim ! J'ai faim ! », parce qu'on l'a habitué depuis qu'il est petit à toujours manger à midi. Aimeriez-vous avoir un enfant aussi « mal élevé » ?

Est-il mauvais de manger entre les heures de repas ?

Ceci n'est qu'un prolongement du mythe précédent. La nourriture n'a pas d' « heure » et c'est pourquoi il n'existe pas de telle chose comme « entre les heures de repas ».

Les animaux ne mangent pas à heure fixe. Les grands carnivores prennent de copieux repas, très espacées, mais pas à heure fixe, sinon au hasard, lorsqu'ils ont capturé une proie. Les herbivores et les insectivores mangent toute la journée, lorsqu'ils trouvent quelque chose à se mettre sous la dent, à moins qu'ils ne soient rassasiés.

En réalité, plusieurs études scientifiques indiquent que manger de petites quantités plus fréquemment tout au long de la journée ne nuit pas à la santé et est probablement meilleur pour les humains que de manger de copieux repas très espacés, comme nous avons l'habitude de le faire[2]. Les rats de laboratoire auxquels on donne de grandes quantités de nourriture seulement quelques fois par jour accumulent plus de graisse corporelle que ceux qu'on laisse manger à volonté toute la journée, même s'ils consomment le même nombre de calories. Ils font aussi plus de cholestérol et leur estomac s'hypertrophie. En d'autres mots, leur organisme répond au danger de manquer de nourriture lorsqu'ils en auront besoin, en augmentant ainsi leur capacité d'emmagasiner d'importantes réserves au cours des périodes d'abondance.

Chez l'être humain, ceux qui mangent « à l'heure » (peu de repas, mais abondants) ont un taux de cholestérol plus élevé et moins de tolérance à la glucose que ceux qui « grignotent » (petits repas, mais fréquents). C'est pourquoi on recommande aux diabétiques de prendre cinq ou six repas par jour.

Et pour les mêmes raisons, obtenir qu'un bébé passe toute la nuit sans manger ne semble pas être un avantage pour son métabolisme[2]. Même si en théorie un enfant pouvait manger plus au cours de la journée et plus tard ne rien manger pendant la nuit, il vaut probablement mieux que ses repas soient mieux répartis. C'est pourquoi le fait de téter au courant de la nuit ne doit pas être considéré comme une « mauvaise habitude » mais plutôt comme un besoin.

Combien de temps peut-il passer sans manger ?

Ma question est de savoir jusqu'à quel âge je dois réveiller ma fille de huit mois pour lui donner à manger. Mon pédiatre m'a dit de ne pas la laisser plus de dix heures sans manger parce que ça pourrait provoquer une baisse de sucre.

Les nouveau-nés perdent du poids et, moins ils tètent, plus ils en perdent. Quelquefois, ils entrent dans un cercle vicieux : ils perdent tellement de poids qu'ils sont trop faibles pour pleurer, et celui qui ne pleure pas ne tète pas… C'est pourquoi il est plus prudent d'essayer d'offrir le sein à un nouveau-né au moins toutes les quatre heures, même s'il ne le demande pas. Il convient également, pour un enfant malade ou qui perd du poids, quel que soit son âge, de lui offrir de la nourriture plus souvent, mais sans jamais le forcer.

Toutefois, il est n'est pas nécessaire, pour le faire manger, de réveiller un enfant en santé qui prend du poids régulièrement, ni à huit mois ni à deux semaines. À moins, par exemple, que ce soit la mère qui ait besoin de nourrir le bébé parce que ses seins sont trop gonflés ou parce qu'elle est sur le point de sortir de la maison.

Combien de temps doit s'écouler entre un repas et le bain ?

Ce qu'on appelle les « crampes d'estomac » n'existent pas. Il n'arrive absolument rien si on se mouille après avoir mangé.

Chaque été, les médias nous affirment qu'un baigneur est décédé suite à des crampes d'estomac. Ce n'est pas vrai. Il est mort noyé. Si on veut couper les cheveux en quatre, il est possible que certaines personnes se sentent lourdes ou fatiguées après un copieux repas et que cela pourrait faciliter un accident s'ils commettaient l'imprudence de trop s'éloigner à la nage. Mais il n'existe absolument aucun danger au bord de la plage et encore moins dans la baignoire à la maison. Vous pouvez sans crainte donner le bain à votre enfant immédiatement après qu'il ait mangé.

Pourquoi mange-t-il à l'école, mais pas à la maison ?

Les enfants ont tendance à mieux se comporter en présence d'étrangers qu'avec leurs parents. Nous ne pouvons réprimer notre étonnement lorsque le professeur nous assure que notre enfant ramasse ses jouets ou qu'il boutonne seul son manteau… Les jaloux diront que nos enfants se payent notre tête, mais ne vous laissez pas avoir : en réalité, c'est une marque d'amour.

Pour commencer, nous le faisons tous. Peut-être supportez-vous de la part de votre patron des choses que vous n'accepteriez pas de votre mari ? C'est une question de confiance, et nous espérons que nos enfants savent faire la différence entre l'école et la maison.

Et vous, cher père, qui lisez aussi ce livre, où obéissiez-vous le plus, où vous plaigniez-vous le moins, où faisiez-vous votre lit en premier, où pliiez-vous le mieux vos vêtements, où balayiez-vous et récuriez-vous le plus, chez vous ou dans l'armée ? Aimeriez-vous retourner dans l'armée ? Aimiez-vous plus votre sergent que votre mère ?

Pour revenir à la nourriture, il faut faire la distinction entre la quantité de nourriture et les manières (si l'enfant mange vite, sans jouer, sans se salir, sans se lever de sa chaise…). Il est logique que votre enfant ait de meilleures manières lorsqu'il mange à l'école, où il se sent surveillé, qu'à la maison, où il se sent aimé et en sécurité. La quantité de nourriture, ce qu'il mange ou non, est une tout autre affaire, et la différence ne repose habituellement que sur une raison bien simple : à l'école ou à la garderie, on ne l'oblige pas à manger.

Il ne faut jamais obliger un enfant à manger parce que, plus on l'y obligera, moins il mangera. Et à l'école, même s'ils voulaient, ils pourraient difficilement l'obliger, car il y a une « surveillante » pour dix enfants ou plus. Elle n'a pas le temps d'insister pendant deux heures ou de faire l'avion avec la cuillère. Celui qui ne se dépêche pas ne mange pas. Et, bien sûr, il se dépêche.

Il y a des exceptions. Certains enfants mangent encore moins à l'école qu'à la maison. Normalement, cela est dû au fait qu'on les oblige plus à manger à l'école. Je trouve incroyable que certains esprits perturbés trouvent le temps d'obliger des enfants à manger. Dépourvus de l'amour qui modère la conduite d'une mère, ils se comportent parfois avec une cruauté inusitée. Nous avons vu des enfants obligés de manger leur propre vomi. Ne faites jamais la sourde oreille aux plaintes de votre enfant, pour quelque raison que ce soit; un enfant terrorisé à l'école peut avoir de très bonnes raisons.

Si votre enfant est victime de mauvais traitements, que ce soit en relation avec la nourriture ou à quelque autre sujet, mettez-le rapidement à l'abri et déposez une plainte. Si on l'oblige à manger, mais que cela n'atteint pas des proportions aussi graves, essayez de discuter avec les responsables de l'école ou de la garderie pour les convaincre de ne pas l'obliger. Si les arguments rationnels ne servent à rien, racontez-leur n'importe quoi, comme « l'estomac d'Antoine ne se referme pas correctement et le médecin a dit qu'il ne faut surtout pas l'obliger à manger, car il pourrait vomir et ça pourrait aller dans ses poumons ». Cela devrait suffire à obtenir un respect raisonnable.

Même chose pour les enfants qui ressentent une aversion spéciale pour un aliment en particulier. Il y a quelques années, il s'est produit dans un hôpital espagnol un événement des plus malheureux. Un enfant en bas âge, allergique au lait mais hospitalisé pour autre chose, est mort après avoir mangé un yogourt. L'allergie était notée dans son dossier médical, et l'enfant, malgré son jeune âge, avait été soigneusement informé de son état par ses parents afin qu'il refuse tout produit laitier. Malgré tout cela, on lui a donné un yogourt de force.

Vous imaginez la scène. L'enfant criant, pleurant, fermant la bouche, expliquant qu'il ne mange pas de yogourt, qu'il ne peut pas manger de yogourt. Et quelqu'un qui a peut-être dit : « Cet enfant fait des caprices, sa mère lui laisse tout passer et il la fait marcher. Apportez-moi ce yogourt et vous allez voir qu'il va le manger ! »

Ce cas devrait suffire afin que personne, à l'hôpital ou à l'école, n'ose obliger un enfant à manger. Malheureusement, bien qu'à l'époque cet incident ait fait couler beaucoup d'encre, il semble que le monde entier l'ait maintenant oublié. Il va sans dire que les enfants qui refusent de manger un quelconque aliment n'y sont pas tous allergiques et ne courent pas un réel danger; mais leurs raisons sont bonnes et elles méritent qu'on les respecte. Si vous voyez que vous ne réussissez pas à obtenir ce respect à l'école, n'hésitez pas à dire que votre enfant est allergique.

Devrions-nous lui permettre d'obtenir ce qu'il veut ?

Dans la vie, il est fréquent que deux personnes aient des opinions bien différentes sur un sujet donné. Nos enfants doivent apprendre à se comporter de façon adéquate dans de tels cas. Ils doivent apprendre à défendre leurs opinions par des arguments, à écouter respectueusement les arguments et les opinions des autres, à donner raison à qui a raison et à exiger le respect s'ils ont eux-mêmes raison. Ils doivent aussi apprendre à céder sans se faire humilier et à arriver à des compromis satisfaisants.

Malheureusement, de nombreux « experts » en éducation infantile (peu de domaines comptent autant d'experts, depuis ceux qui écrivent des livres jusqu'à ceux que nous rencontrons dans la rue) insistent pour dire qu'il est indispensable de faire preuve d'autorité devant les enfants, que si nous cédons une seule fois, nous sommes cuits, que les règles doivent être peu nombreuses mais inviolables (une autre version préfère plusieurs règles, mais également inviolables), que donner à un enfant ce qu'il demande en criant et en pleurant équivaut à le « récompenser » et que ça l'encourage encore plus à crier et à pleurer…

Pourquoi seuls les parents sont-ils dotés de ce pouvoir absolu ? Espérons que les patrons écoutent les doléances de leurs employés. Espérons que les lois ne proviennent pas de la volonté d'un tyran, mais bien d'un consensus démocratique. Même devant les décisions des juges, il est possible de présenter des arguments et de faire appel. Par hasard, les juges auraient-ils peur de perdre leur autorité si l'appelant « obtient ce qu'il veut » ?

Nous devons nous demander quel genre d'enfants nous voulons élever : des personnes responsables, compréhensives, capables de dialoguer, sûres d'elles et fermes dans leurs convictions ou des adultes obéissants et serviles ? En fonction de notre réponse, nous devrions nous interroger à savoir si nous pouvons nous permettre le luxe de ne pas permettre que nos enfants obtiennent ce qu'ils veulent... spécialement quand ils ont raison.

Pourquoi mon enfant mange-t-il moins que celui de la voisine ?

L'enfant de la voisine mange, et puis après ? Peut-être le vôtre est-il plus beau ? Et beaucoup plus éveillé ? Eh bien, laissez la voisine se consoler avec la nourriture...

Il existe de nombreuses raisons expliquant que des enfants mangent plus ou moins que d'autres. Bien sûr, l'âge, la taille, le rythme de croissance, l'activité physique sont des facteurs qui ont une influence certaine... mais d'autres facteurs intrinsèques existent dans le métabolisme de chaque personne. Nous connaissons tous des gens qui « n'ont pas plus d'appétit qu'un oiseau » et d'autres dont on se demande « où ils peuvent bien mettre tout ça ».

Alors que plusieurs enfants de vos voisines peuvent manger plus que le vôtre, il y en a aussi d'autres qui mangent moins. Il arrive parfois qu'un malentendu survienne : que veut dire pour vous manger peu et que veut dire pour votre voisine manger beaucoup ?

Une de nos amies s'inquiétait beaucoup du fait que son enfant mangeait peu. « Il laisse toujours plus de la moitié de son assiette. Le vôtre mange-t-il ? », nous demandait-elle, anxieuse. « Mais oui, il mange », lui répondions-nous. « Il finit son assiette ? » « Mais oui, habituellement, il la termine. » Elle paraissait si préoccupée, convaincue que son fils était le seul à ne pas manger dans le monde, qu'elle nous donnait envie de lui raconter un pieux mensonge. (En fait, depuis un bon moment déjà, nous répondons à ce genre de question en disant : « Hum, non, il ne mange rien, mais il est fort et en santé, c'est ce qui compte ! »)

Un été, nous sommes partis en vacances ensemble. À l'heure du repas, étonnée, notre amie contemplait l'assiette que nous avions servie à notre fils. « Vous ne lui donnez que cette petite quantité ? » « Mais oui. » « Mais en aura-t-il assez ? » « Bien sûr ! Si nous lui en mettions plus, il ne pourrait pas finir… » Son visage s'est transformé, comme a dû se transformer celui d'Archimède lorsqu'il est sorti de la baignoire en criant « Eureka ! ». Elle a couru vider l'assiette de son fils (elle en avait mis le double du nôtre). Son fils a tout mangé, évidemment. Elle n'a plus jamais eu de problème avec la nourriture.

Pourquoi ne mange-t-il plus ce qu'il aimait avant ?

C'est que, en effet, les préférences des enfants changent avec le temps. Il n'est pas rare de voir une fillette qui semblait adorer les bananes changer subitement de camp et opter pour la pomme, ou de voir Michel, qui buvait du lait comme une éponge, refuser d'en boire pendant un an et demi, pour en vouloir soudainement à nouveau… ou pas du tout.

Jusqu'à quel âge dois-je lui donner moi-même à manger ?

Bien avant l'âge d'un an, parfois depuis le premier aliment, les enfants essaient de manger par eux-mêmes. Ce qui n'est pas nécessairement la même chose que manger seuls, car il voudront probablement que vous demeuriez à leurs côtés pour les admirer et louanger leur habileté à prendre les petits pois avec leurs doigts. Si vous les laissez pratiquer, bientôt ils mangeront parfaitement, avec les doigts ou avec la cuillère, et ils porteront un verre à leur bouche.

Si, parce que nous sommes pressés ou que nous voulons qu'il mange davantage, nous refoulons ces premiers essais d'autonomie, il se peut bien que notre enfant perde son enthousiasme à cet égard et que, vers l'âge d'un an et demi, il ne démontre plus aucun intérêt à manger seul. C'est tellement plus facile d'avoir quelqu'un d'autre qui nous met la nourriture dans la bouche !

Il n'y a rien de mal à habituer un enfant à ne pas manger par lui-même, à condition que vous soyez disposée à continuer ainsi durant des années sans protester. Ce qui n'est pas bon, c'est de ne pas le laisser manger seul lorsqu'il le demande et, plus tard, de se fâcher parce qu'il ne sait pas manger seul.

Dans tous les cas, « lui donner à manger » ne devrait jamais être synonyme de l' « obliger à manger ». Qu'il mange par lui-même ou que vous le fassiez manger, vous retirez l'assiette quand l'enfant dit (ou fait des gestes voulant dire) « Je n'en veux plus ».

Il arrive souvent qu'un bébé (ou un bambin) qui mangeait parfaitement sans aide demande un jour qu'on le fasse manger. C'est peut-être qu'il est malade, ou jaloux, ou simplement qu'il en a envie. C'est une gâterie qui ne peut faire aucun tort. Acceptez-la comme une marque de tendresse et ne permettez pas que les envieux vous disent que votre enfant « vous manipule » ou qu'il « est en train de régresser ». Au contraire, il s'agit d'une conduite tout à fait normale, comme l'indique l'éminent pédopsychiatre John Bowlby [36] :

> Cela est même vrai chez les oiseaux. De jeunes pinsons, qui sont déjà capables de s'alimenter seuls, commencent parfois à demander à être nourris comme des nouveau-nés lorsqu'ils voient leurs parents.

De combien de calories mon enfant a-t-il besoin ?

S'il a été question de calories dans les pages de ce livre, c'est uniquement à titre d'exemple. J'ai dû chercher ces données dans les pages d'un ouvrage que je n'avais jamais consulté avant, ni en tant que parent, ni en tant que pédiatre. Connaître les besoins caloriques des enfants, comme ceux des adultes, peut s'avérer utile pour les scientifiques et les chercheurs, ou dans des cas bien spéciaux comme celui d'un patient dans le coma alimenté au moyen d'une sonde gastrique. Mais cela n'est d'aucune utilité quand vient le temps de donner à manger à un enfant en santé.

En premier lieu, les besoins des enfants, tout comme ceux des adultes, varient énormément. Ils varient selon l'âge et le poids de l'enfant, mais même des enfants du même âge et du même poids peuvent ingérer des quantités très différentes. Les besoins varient également d'un jour à l'autre. À quoi vous servirait-il de savoir que votre fille a besoin entre 84,2 et 120,8 kcal par kg de poids et par jour. (Une énorme différence de presque cinquante pour cent. Ce sont les données actuelles pour des fillettes nourries au lait artificiel et âgées entre cinquante-six à quatre-vingt-trois jours.)[2]. Les besoins réels de votre fille pourraient se situer quelque part dans ce large éventail, et même un peu en dessous, ou un peu au-dessus. Votre fille, en revanche, sait exactement de quoi elle a besoin.

En deuxième lieu, les besoins des enfants « varient » avec le temps : comme nous le disions plus haut, il existe de nouvelles études, plus précises, sur les besoins caloriques des enfants. Les chiffres que je viens de donner, entre 84 et 120 kcal/jour, sont déphasées et dépassées. Selon Butte[4], les fillettes de trois mois (c'est-à-dire quatre-vingt-dix jours) nourries au lait artificiel ont besoin entre 59,7 et 117 kcal par kg de poids et par jour. La moyenne a baissé et l'éventail s'est élargi, et l'on reconnaît que des enfants mangent plus du double que d'autres, malgré qu'ils aient le même âge et le même poids.

Les recommandations des divers auteurs sont difficiles à comparer, car elles se réfèrent à des âges différents. Dewey et Brown[37] ont pris la peine de faire les calculs nécessaires pour pouvoir les comparer. Par simple curiosité, et pour vous divertir un peu, sachez que l'OMS recommandait en 1985, pour les enfants (des deux sexes) de douze à vingt-trois mois, 1170 kcal/jour, tandis que Butte, en 2000, calculait 894, une réduction de 24 pour cent. Entre le neuvième et le onzième mois, la baisse des calories recommandées a été de 28 pour cent. Un quart de la diète effacée de la carte en seulement quinze ans. Et cela se réfère aux chiffres de 1985, que j'appelais « nouveaux » dans la première édition de ce livre par opposition aux anciens, plus élevés encore. Il est probable que certains de ces livres que vous avez à la maison et qui recommandent les quantités exactes de chaque aliment que doit consommer chaque enfant à un âge déterminé se basent encore sur ces recommandations presque « préhistoriques ».

En troisième lieu, même si c'était possible (ce qui ne l'est pas) de savoir exactement de combien de calories votre fille a besoin, vous ne pourriez pas savoir si elle les a prises ou non. Vous savez combien de calories contient un yogourt ou un pouding, parce qu'elles sont indiquées sur l'emballage et que ce sont des produits préparés dans l'industrie, toujours de la même façon. Mais combien de calories y a-t-il dans une assiette de pâtes ? Tout dépend de la quantité de sauce, et si la sauce contient beaucoup ou peu d'huile, et si l'enfant y trempe son pain, et si on y a ajouté du fromage râpé… Les scientifiques utilisent des moyens très élaborés pour mesurer l'ingestion de calories au cours de leurs expériences. Essayer de compter les calories à la maison relève de la diète-fiction.

Une conduite alimentaire saine est guidée par des clés internes (faim et satiété) et non par des clés externes (pressions, promesses, punitions, publicité…). Les experts croient que plusieurs problèmes de l'adolescence à la vie adulte, comme suivre une diète de façon obsessive ou manger de façon compulsive, proviennent du fait d'avoir appris, dès la tendre enfance, à manger selon des clés externes[14]. Faites un cadeau à votre enfant pour toute la vie : permettez-lui d'apprendre à manger suivant ses propres besoins et non suivant un tableau de calories.

Il est facile de parler, mais j'aimerais bien voir ce que ferait ce docteur González si ses enfants ne mangeaient pas, comme le mien.

Vous n'avez pas de chance, madame. Vous arrivez tard pour le voir, car ils sont déjà grands. Oui, ils ont grandi, même s'ils ne mangeaient pas. Pourquoi croyez-vous que je sais qu'un enfant peut se lever et ne pas déjeuner, ou aller au lit sans avoir dîné, ou passer une journée entière avec un yogourt et deux biscuits ? Pourquoi croyez-vous que je sais que certains arrêtent de manger à l'âge d'un an et que d'autres ne mangent pas leur première purée avant l'âge de dix mois ? Comment ai-je su qu'ils peuvent passer plus d'un an sans goûter au lait ou aux bananes ? Pourquoi pensez-vous que j'insiste pour dire que tout cela est normal ?

Mais pour la même raison que je sais que, si on les respecte et qu'on ne les oblige pas, les enfants mangent ce dont ils ont besoin et ils grandissent heureux et en santé.

Non, je ne parle pas ici par ouï-dire. Je suis passé par là et je l'ai vu.

Appendice

Un peu d'histoire

« Mon enfant ne mange pas » est une crainte si fréquente et angoissante qu'on serait porté à croire qu'il s'agit d'une peur immémoriale du genre humain, qui a toujours existé, comme la peur de l'obscurité ou la peur des loups. Il y a longtemps, je croyais que cette crainte des mères que leur enfant ne mange pas provenait de ces longs millénaires où la perte d'appétit constituait le premier symptôme de la tuberculose ou de quelque autre maladie alors incurable, un présage de la mort.

Cependant, la lecture de divers livres anciens a éveillé mes doutes. Serait-il possible que les « enfants qui ne mangent pas » soient une invention relativement moderne?

Du temps du Dr Ulecia y Cardona, qui a publié en 1906 *Arte de criar a los niños (L'art d'élever les enfants)*[38], il semble que les mères ne se plaignaient pas au pédiatre du fait que leurs enfants ne mangeaient pas. Au contraire, elles s'enorgueillissaient de leur bon appétit... au grand désespoir du médecin :

> Combien de fois entend-on les parents vanter, satisfaits, l'appétit de leur enfant en disant : « Vous devriez voir comme il mange bien... ! Il mange de tout... ! »
>
> Et combien de parents entend-on également, après un certain temps, se plaindre de la perte de l'enfant en disant : « Pauvre petit! Il mangeait de tout quand il est mort! » Ils ne comprennent pas, les malheureux, qu'il s'agissait précisément de la cause ayant influencé, plus que toute autre, la catastrophe.

La peur la plus répandue parmi les experts en nutrition infantile de l'époque (le Dr Ulecia avait étudié à Paris avec le Dr Budin, l'un des plus grands pédiatres de son temps) était précisément l'excès dans l'alimentation, « un véritable crime impardonnable ».

Les aliments complémentaires étaient introduits très prudemment. Jusqu'à l'âge de douze mois, dix au plus tôt, le Dr Ulecia recommandait de ne donner absolument rien d'autre que le sein. À cet âge, on commençait avec une soupe claire composée d'eau et de farine et on lui offrait ensuite le sein.

La diète quotidienne d'un enfant d'un an était la suivante :

- De 8 à 9 heures : une tétée.
- À midi : une soupe faite avec n'importe quelle sorte de farine [...] *qui ne soit d'aucune façon à base de bouillon*, même s'il est très clair, car les graisses ne conviennent pas aux bébés au cours des premiers mois.

  > Ces soupes doivent être très claires au début, et plus tard de plus en plus épaisses [...] je ne suis pas partisan des soupes faites avec du lait; je préfère qu'elles soient faites avec de l'eau et, après la soupe, comme dessert, on donne la tétée [...].

- À 16 heures : une tétée.
- À 19 heures : 130 g de lait.
- À 23 heures : une tétée.
- Après minuit : comme le mois précédent, une seule tétée.

À l'âge de treize ou quatorze mois, le Dr Ulecia recommande d'ajouter un jaune d'œuf à la soupe et, en après-midi, une autre soupe, mais sans œuf. À quinze mois, un jaune d'œuf dans chaque soupe. À seize ou dix-neuf mois, du bouillon, des légumineuses et des biscuits (une seule fois par jour). À vingt ou vingt et un mois, on cesse d'allaiter, y compris la nuit, et on permet les biscuits trois fois par jour. À vingt-deux ou vingt-quatre mois, on ajoute du chocolat, du poisson et de la cervelle.

À trois ans, on introduit l'œuf entier et la croquette de volaille (seulement la partie intérieure !). La ration de poisson est spécifiée ainsi : « de la taille d’un douro ou un peu plus » (les douros d’argent d’Alfonso XIII avaient un diamètre de 37 mm). Quant au lait, trois boires de 100 g par jour (moins de la moitié d’un verre !)

À trois ans et demi, on introduit les fruits : « Ils peuvent tolérer quelques raisins ». L’enfant ne prend du lait que deux fois par jour (130-150 g).

Les légumes, « un petit peu », sont introduits après l’âge de quatre ans, tout comme le veau. Les fruits sont offerts « en quantités modérées, excepté le melon, la pastèque, la pêche… » et jamais à l’heure du goûter ou du dîner.

Vous comprenez maintenant pourquoi les enfants mangeaient ? Vous, chère lectrice, qui êtes hyper préoccupée parce que votre enfant ne mange rien, vous seriez fait passer tout un savon si vous aviez expliqué au Dr Ulecia tout ce que mange votre petit ange. Des fruits, des légumes, de la viande et du poisson avant l’âge d’un an, des verres entiers de lait… Vous allez le tuer ! (Et vous auriez dû payer 10 pesetas pour la consultation, ce qui était une petite fortune.) Rappelez-vous-en la prochaine fois que votre enfant ne voudra pas de fruits : son arrière-grand-père n’a pas goûté un fruit avant l’âge de trois ans !

C’est que le problème de l’ « enfant qui ne mange pas » vient d’un déséquilibre entre ce que l’enfant mange et ce que sa mère s’attend à ce qu’il mange. Les enfants ont probablement toujours mangé, plus ou moins, la même chose. Par contre, les attentes des mères (du moins les mères qui visitaient le pédiatre ou qui lisaient des livres) ont radicalement changé au cours du siècle dernier. Aujourd’hui, si notre fillette prend trois bouchées d’une pomme, nous sommes désespérées parce qu’on nous a dit qu’elle devait manger la moitié d’une pomme, la moitié d’une poire, la moitié d’une banane et la moitié d’une orange avec des biscuits. Notre grand-mère aussi prenait trois bouchées de pomme, mais notre arrière-grand-mère se gardait bien d’en souffler mot au pédiatre…

On nous a souvent dit qu’il était indispensable d’habituer les enfants à manger une variété d’aliments depuis leur tendre enfance, sinon ils refuseraient plus tard de les manger et ils deviendraient capricieux.

Ce qui est totalement faux. Nos arrière-grands-parents ne mangeaient pas de « nourriture normale » avant l'âge de cinq ans et ils s'adaptaient cependant parfaitement à une diète adulte. Rien de moins qu'à la fameuse diète méditerranéenne, sans colorants ni agents de conservation. N'est-ce pas plutôt le contraire? Les fruits et les légumes étaient, il y a cent ans, une friandise longuement attendue et nous avons maintenant réussi à les transformer en une redoutable torture.

Vingt ans plus tard, en 1927, le Dr Puig y Roig, dans son ouvrage *Puericultura o arte de criar bien a los hijos (La puériculture ou l'art de bien élever les enfants)*[39], ne mentionne même pas l'existence d'enfants qui n'ont pas d'appétit ou qui ne mangent pas. Il recommande le premier aliment complémentaire (soupe au pain et à l'ail) à l'âge de six ou huit mois. La diète d'un enfant d'un an serait la suivante :

- À 6 heures : tétée
- À 9 heures : tétée
- À midi : soupe salée
- À 16 heures : tétée
- À 19 heures : soupe sucrée
- À 23 heures : tétée

La soupe salée ne contient que du pain, du sel et de l'ail. La soupe sucrée est faite de farine d'avoine ou de riz et elle peut contenir du lait. Malheureusement, l'ouvrage du Dr Puig se concentre sur la première année et il donne à peine de vagues indications sur l'introduction d'autres aliments.

Nous pouvons toutefois trouver tous les détails dans l'ouvrage de son collègue et concitoyen, le Dr Goday, qui tout juste un an plus tard a publié *Alimentació del nen durant la primera infància (L'alimentation du bébé durant la petite enfance)*[40] (1928), le seul volume cité ici qui ne s'adresse pas aux mères, mais plutôt aux médecins. Il ne mentionne pas du tout le manque d'appétit ou le problème des enfants « qui ne mangent pas ». Il recommande également la première soupe claire de farine et d'eau à l'âge de huit mois; et à un an (entre dix et quinze mois), il recommande la diète suivante :

> Deux purées de farine [farine et eau] et quatre tétées (ou quatre verres de lait additionnés de sucre). Après l'âge d'un an, on peut essayer d'ajouter un jaune d'œuf à l'une des purées. Au lieu de cela, on pourra également donner des soupes au lait [farine et lait].

Entre quinze et dix-huit mois, on introduit la purée de pommes de terre, le pain, l'œuf et les pâtes. Entre dix-huit et vingt-quatre mois, la viande et le poisson.

> Les purées de légumes, comme les épinards, peuvent être données en petites quantités. Elles ne sont pas très nutritives…
>
> On peut donner des fruits dès l'âge de dix-huit mois, mais seulement cuits, sous forme de compotes ou de confitures. C'est uniquement au cours de la troisième année que nous autoriserons l'utilisation de fruits naturels et en très petites quantités.

Les recommandations du Dr Goday continuent d'être très différentes des recommandations actuelles, bien qu'elles aient probablement donné des frissons au Dr Ulecia. (« Des légumes avant deux ans ! Heureusement qu'on en donne peu ! » devait penser le vénérable ancêtre.)

Les recommandations du Dr Roig i Raventós, en 1932, dans la quatrième édition de ses *Nocions de Puericultura (Notions de puériculture)*[41] sont assez semblables. Le premier aliment (petite soupe au pain et à l'ail, et ensuite la tétée) se donne à l'âge de huit, ou mieux, dix mois. L'alimentation à un an n'a presque pas changé :

- À 7 heures : tétée.
- À 10 heures : biberon.
- À 13 heures : soupe salée et tétée.

- À 16 heures : tétée.
- À 19 heures : soupe sucrée et tétée.
- À 22 heures : tétée.

La soupe salée contient de l'eau, du pain et de l'ail.

À partir de dix-huit mois, on recommande du pain avec du beurre, du jaune d'œuf, du jus de tomate, des raisins et des oranges, des nouilles, des légumes. Le poisson se donne à deux ans et demi et le poulet à trois ans.

Pour le Dr Roig, l'excès dans l'alimentation continue de représenter le plus grand danger :

> La majeure partie des maladies de l'enfance vient de la trop grande quantité d'aliments.

Bien qu'ils soient encore bien moindres qu'actuellement, les aliments complémentaires que les experts recommandaient dans les années vingt et trente représentaient quelque chose de plus précoce et de plus abondant qu'au début du siècle. Pourquoi? Comment cela a-t-il affecté l'appétit des enfants? Le Dr Roig ne parle pas de manque d'appétit en 1932, mais il est probable que le conflit avait déjà pris naissance. Tôt ou tard, si les recommandations continuent d'augmenter, un certain nombre d'enfants seront incapables de tout manger.

En 1936, dans la cinquième édition de son ouvrage[42], le Dr Roig a procédé à quelques modifications. On devance encore l'alimentation complémentaire, lentement mais inexorablement. La phrase :

> À la fin du deuxième semestre, il faut que le bébé connaisse le goût du salé. (1932)

a été remplacée par :

> Au cours du deuxième semestre, il faut que le bébé connaisse le goût du salé. (1936)

On introduit également le jus de fruit cru à partir de quatre mois pour prévenir le scorbut :

> Le scorbut atteint les enfants élevés aux laits stérilisés et modifiés que la chimie, pour les rendre semblables au lait humain, a profanés jusqu'au point de détruire le peu de vitamines qu'ils contiennent.

À mesure que les rations augmentent, le nombre d'enfants qui ne peuvent tout avaler augmente sans doute aussi. En 1936, le conflit voit le jour. (Ce n'est pas le seul conflit qui voit le jour en Espagne cette année-là, quand a commencé notre guerre civile, et sans doute les deux conflits étaient-ils en gestation depuis quelques décennies.) Il voit le jour lorsque le Dr Roig ajoute à la fin de son livre trois chapitres consacrés à l'amaigrissement, au rachitisme et au manque d'appétit. Ce dernier mérite deux pages : « Le manque d'appétit des enfants est l'une des causes les plus fréquentes de préoccupation familiale ».

Nous avons maintenant le portrait complet : les enfants qui ne mangent pas et les mères inquiètes ! Dans ce temps-là, il y avait même un groupe (qui semble aujourd'hui complètement disparu) de mères, aussi étranges que menaçantes, qui étaient pour le Dr Roig : les mères qui ne s'inquiètent pas. Celles qui défendent encore le droit de leur enfant de ne pas manger, réfutant les recommandations de l'expert :

> Une scène qui malheureusement se répète dans le bureau du pédiatre est la suivante : après avoir trouvé un régime adapté au cas clinique et l'avoir lu à la famille, il arrive parfois, bien avant que le médecin ait terminé sa lecture, que la mère, devant son enfant, interrompe le médecin pour lui dire : « Il ne mangera jamais tout ce que vous recommandez ! » Dès cet instant, l'enfant sait déjà qu'il pourra compter sur sa propre mère pour défendre son entêtement à refuser les aliments. Cette mère est ignorante et indigne de prendre soin d'un enfant [...]. Il ne faut jamais désavouer un supérieur, encore moins un médecin, devant un enfant.

Une phrase surprenante, encore davantage quand on pense qu'elle a été écrite en 1936, en catalan et en « zone rouge ». Heureusement, les pédiatres d'aujourd'hui ne se considèrent pas comme supérieurs à la mère et ne pensent pas qu'une mère qui n'obéit pas aveuglément au pédiatre est « indigne de prendre soin d'un enfant ».

D'autres fois, la mère est blâmée pour un excès de tendresse :

> Malheureusement, il est également fréquent que le manque d'appétit, comme les vomissements chez les enfants d'âge scolaire, se retrouve chez les enfants entourés d'une affection et *d'une intimité mal dosée et trop concentrée* [...]. Le vomissement est la fin de la bataille qui survient chaque jour à table avec les enfants nerveux qui manquent d'appétit.

Enfin, la mère peut simplement s'être trompée :

> Il y a aussi un *manque d'appétit imaginaire*. Les enfants mangent bien, mais les mères, sans aucun fondement scientifique, s'imaginent que leur enfant ne mange pas suffisamment et, chaque jour, éclate un conflit inutile.

Ce qu'on ne voit jamais – il ne manquerait plus que ça ! – c'est qu'un enfant ne mange pas parce qu'il n'a pas besoin d'autant de nourriture, parce que son pédiatre lui avait prescrit une diète excessive. Loin de réviser leurs théories à la vue du mince résultat obtenu par son application, les experts en nutrition de l'époque poursuivent toutes voiles dehors. La septième édition[43] (1947) de l'ouvrage du Dr Roig contient des changements draconiens :

Le premier aliment (la soupe à l'ail) est offert plus tôt, à l'âge de six mois plutôt qu'à huit ou dix mois. Le menu pour l'enfant d'un an, lequel apparaît plus haut, demeure le même qu'en 1932; bien que les heures aient changé, sans qu'on en explique les raisons (l'horaire est maintenant : 6 h, 9 h, midi, 16 h, 21 h et minuit). La « soupe salée » de 1932 ne contenait que du pain et de l'ail, tandis qu'en 1947, elle contient du fromage, du poulet ou du poisson :

> Entre sept et huit mois, certains enfants tolèrent, qu'on ajoute à la soupe la moitié d'un jaune d'œuf ou une cuillerée de fromage râpé ou une cuillerée de beurre, qui doivent être bouillis deux minutes, ou une

cuillerée de purée de foie (bouilli et tamisé). Offrez chaque jour un aliment différent.

Aussi, le premier biberon « d'entraînement » est devancé de dix à six mois. On menace des pires malheurs les enfants qui ne prennent pas les aliments recommandés à l'âge déterminé. Curieusement, cet âge est devancé à six mois, et l'enfant qui hier était parfaitement normal risque aujourd'hui de dépérir, et ce, sans que l'auteur donne aucune explication sur les raisons qui l'ont amené à changer de critères :

> Il est nécessaire que le bébé, en approchant de la fin de la première année, prenne autre chose que le sein, car le lait contient très peu de fer, et si l'enfant ne vit que de lait maternel, il deviendra blanc et faible. Ce sont les « bébés de lait caillé ». (1936)

> Il est nécessaire que le bébé, en approchant de la fin du premier semestre, prenne autre chose que le sein, car le lait contient très peu de fer, et si l'enfant ne vit que de lait maternel, il deviendra blanc et faible. Ce sont les « bébés de lait crémeux ». (1947)

Pour le Dr Ramos, qui publia son ouvrage *Puericultura (Puériculture)*[44] en 1941 (deuxième édition en 1949), l' « enfant qui ne mange pas » ne semblait pas représenter un problème important. Le livre consacre de longs chapitres à l'éducation et à la discipline des nourrissons et des petits enfants, mais à peine deux paragraphes à la nourriture :

> Lorsqu'un enfant qui mange bien d'ordinaire refuse de s'alimenter, la mère ne doit pas insister en le faisant avaler de force; au contraire, elle le soumettra à quelques heures de diète à l'eau minérale, aux tisanes ou aux jus de fruit, ce qui devrait suffire pour vaincre le manque d'appétit.

Reconnaître que certains enfants n'ont pas besoin d'autant de nourriture ne le fait pas cependant abaisser ses recommandations générales. Le jus de fruit à trois mois, les céréales à quatre mois, la purée de légumes à cinq mois, la purée de fruits à cinq mois et demi, les biscuits à six mois, le jaune d'œuf à sept mois, le foie à huit mois... À dix mois, la diète est certainement substantielle, avec d'intéressants changements entre 1941 et 1949.

La diète de 1941 pour les enfants de neuf à douze mois est la suivante :

- 6 heures : première tétée.
- 9 heures : purée de fruit avec biscuits.
- Midi : purée mixte avec foie. Deuxième tétée.
- 16 heures : purée avec jaune d'œuf. (À un an, un jaune d'œuf.) Troisième tétée.
- 20 heures : soupe de semoule, tapioca ou flocons d'avoine. Jus de fruit ou tétée.
- 23 heures : purée. Quatrième ou cinquième tétée.
- Deux biscuits par jour ou un morceau de pain.

Tandis qu'en 1949, on recommandait pour les enfants de dix à douze mois :

- 7 heures : première tétée.
- 10 heures : purée de 150 g avec une cuillerée comble de farine ou de farine de maïs. *Trois cuillerées de jaune d'œuf, trois jours par semaine, qui augmentent successivement chaque mois jusqu'à ce qu'un jaune d'œuf soit mangé, trois jours par semaine à l'âge d'un an.* Deuxième tétée.
- 14 heures : trois cuillerées de purée de légumes mélangés à *une cuillerée* (dix mois) *ou deux cuillerées* (onze mois) *de pommes de terre* (purée mixte). Trois cuillerées de foie les trois jours où il ne mange pas de jaune d'œuf. Un peu d'eau bouillie ou minérale. Purée de fruit.
- 18 heures : purée de 150 g avec une cuillerée comble de farine ou de farine de maïs. *Troisième tétée. (On l'abolit à l'âge d'un an.)*
- 22 heures : entre 5 et 8 cuillerées de soupe (de 75 à 120 cc). Quatrième tétée.

Des changements significatifs, en seulement huit ans et provenant du même auteur. D'une part, on réduit de six à seulement cinq les repas quotidiens. De l'autre, on met plus d'emphase sur le contrôle pédiatrique, on spécifie les grammes, les centimètres cubes, les jours où l'on donne du jaune d'œuf et ceux où l'on donne du foie. (Non, ce n'est pas qu'avant on le laissait au libre arbitre; il s'agit seulement du résumé, et on a consacré, dans le livre, différentes pages à l'explication de ces détails. Ce qui change, c'est l'emphase. En 1949, le Dr Ramos considérait que ces détails étaient si importants qu'il fallait les répéter dans le résumé.)

Ils vont manger tout ça ? Il y a des raisons d'en douter.

Pour le Dr Blancafort, qui a publié en 1979 l'ouvrage *Puericultura actual (Puériculture actuelle)*[45] (il semble que la première édition date de 1968; il n'est pas clair si des modifications y ont été apportées), le manque d'appétit est une question importante, « une cause fréquente de problèmes mère-enfant », et constitue le premier paragraphe du chapitre intitulé *Altérations digestives les plus fréquentes chez l'enfant*. Il lui consacre six pages, avec des descriptions semblables à celles que ferait n'importe quel pédiatre actuel :

> Le manque d'appétit ou anorexie [...] constitue l'une des causes les plus fréquentes de consultation médicale de la part de la mère inquiète, qui en arrive presque à croire que si la situation perdure, son enfant mourra de faim [...] elle doit considérer cela comme une phase passagère plus ou moins normale chez tous les enfants [...] En général, le problème du manque d'appétit ne se pose habituellement pas dans toute son acuité avant l'âge d'un an.

Le traitement recommandé par le Dr Blancafort est aussi très semblable à celui exposé dans ces pages : ne pas forcer l'enfant, ne pas distraire ni menacer, ne pas lui donner de médicaments, reconnaître qu'il n'a pas besoin de manger autant... Mais cette attitude compréhensive ne l'empêche pas de devancer l'alimentation complémentaire, qu'il recommande de commencer à l'âge de trois mois et sans y aller graduellement : dès le début, deux purées quotidiennes de farine et de lait et une de fruit. À quatre mois, des légumes. Un jaune d'œuf et du foie à six mois (mais parfois aussi à quatre mois)…

Évidemment, dans la diète destinée aux enfants de dix ou douze mois, il n'est nullement fait mention de la tétée. Et, ce qui est d'autant plus surprenant, d'aucun biberon. Les années 70 ont marqué le triomphe des « solides » :

- Petit déjeuner : purée sucrée, qui peut être accompagnée de biscuits ou de pain.
- Déjeuner : soupe ou purée de légumes ou de pommes de terre, en ajoutant la ration correspondante de viande, de foie, de cervelle, etc. Des fruits comme dessert, ou un peu de fromage.
- Goûter : fruit en purée ou yogourt aux fruits ou biscuits.
- Dîner : une purée sucrée avec un jaune d'œuf ou bien une soupe avec un jaune d'œuf ou du jambon ou du poisson ou une béchamel.

À un an, on introduit les légumineuses, les fruits séchés, les sauces, les sucreries, les gâteaux et le cacao. Pas surprenant que le Dr Blancafort ait consacré six pages à la question du manque d'appétit !

Ceci n'a pas la prétention d'être une analyse historique exhaustive; nous n'avons pas cherché systématiquement tous les livres et les sources d'information sur le sujet. On a toutefois l'impression que l' « enfant qui ne mange pas » en tant que préoccupation des mères et consultation fréquente des pédiatres a pris naissance dans les années 30 et s'est progressivement répandu, selon les changements dans les recommandations sur l'alimentation infantile.

L'alimentation des enfants a changé, au cours du XXe siècle, presque autant que la longueur des jupes ou la largeur des cravates. Chaque génération de pédiatres a recommandé une diète totalement différente de la précédente (c'est-à-dire différente de celle que leurs professeurs leur avaient enseignée à la faculté, et plus différente encore de celle qu'eux-mêmes avaient suivie dans leur enfance). Chaque pédiatre a changé de diète au cours de sa vie professionnelle. Chaque génération de pédiatres s'est heurtée à la difficulté d'« enseigner » aux mères les nouvelles découvertes de la science, luttant contre les conseils des grands-mères, qui suivaient les normes des pédiatres d'il y a trente ans. Cette pauvre mère ou grand-mère, qui ne fait que répéter ce que lui a dicté un autre pédiatre, ou ce qu'elle a lu dans un autre livre, est traitée d'ignorante en alimentation infantile. Aucun auteur ne prend le temps de commenter les anciennes diètes pour expliquer les différences et la raison des changements. À la place, chaque auteur recommande des diètes nouvellement inventées, comme s'il s'agissait des Dix Commandements, et exige une obéissance instantanée.

Les pédiatres d'aujourd'hui, qui tendent à recommander les premiers aliments à l'âge de six mois, se heurtent à des mères et, surtout, des grands-mères, habituées aux aliments précoces des années soixante-dix (« Comment se fait-il qu'il t'ait dit de ne donner que le sein ? Ton bébé devrait maintenant manger trois repas par jour ! »). Il y a soixante-dix ans, en revanche, le problème était plutôt le contraire, et le Dr José Muñoz, auteur de *Madre… cría a tu hijo (Mère, élève ton enfant)* ![46] (1941), critique l'interférence des grands-mères dans ce dialogue fictif :

> « Tu vas déjà donner à manger au petit ?... »
>
> « Le médecin me l'a ordonné et je l'écoute. Je suis fidèlement ce qu'il me dit. »
>
> « J'ignore ce qu'il t'a dit, répond la grand-mère, mais, dans mon temps, nous aimions nos enfants davantage. J'en ai eu cinq et je n'ai jamais voulu leur donner autre chose que du lait maternel jusqu'à l'âge de vingt-six mois. C'est une question de mode. Comme les temps changent… ! Aujourd'hui, tout ce que vous voulez, c'est que tout aille vite : qu'ils marchent plus tôt, qu'ils parlent plus tôt, qu'ils mangent plus tôt… »

« Je suis fidèlement ce qu'il me dit. » L'obéissance est devenue une vertu suprême. Dans ce dialogue, la mère agit comme un robot, raide comme un bâton, donnant des réponses stéréotypées, tandis que la grand-mère, au contraire, vit et pense, et a ses opinions propres, tirées de son expérience.

Même si ses positions étaient à l'opposé, même si la grand-mère recommandait avec enthousiasme de donner la première purée à l'âge de deux mois, on ne pourrait que la trouver sympathique. Cependant, le Dr Muñoz pensait (et peut-être en était-il convaincu) que, dans ce dialogue, il louangeait la mère et ridiculisait la grand-mère, et qu'il allait ainsi pousser les mères à faire fi des conseils des grands-mères et à l'écouter lui plutôt. En effet, comme les temps changent !

Toutefois, il serait absurde de croire, que l'alimentation des enfants changeait simplement comme une mode. Nous parlons d'authentiques experts en nutrition, qui étaient au fait des dernières avancées scientifiques. Peut-être se trompaient-ils (et, bien sûr, il est difficile de croire que tous avaient raison lorsqu'ils disaient des choses aussi contradictoires), mais il existait sans doute une raison à des changements aussi radicaux.

Je crois que cette raison était l'allaitement artificiel. En 1906, pratiquement tous les enfants étaient allaités, par leur mère ou par une nourrice (le Dr Ulecia offrait des examens aux nourrices pour 15 pesetas, ce qui était très dispendieux !). Certains enfants recevaient déjà un allaitement artificiel, à base de lait de vache additionné de sucre, avec les résultats désastreux que vous pouvez imaginer. La capacité des nourrissons de digérer et de métaboliser l'excès de protéines et de sels minéraux contenus dans le lait de vache est limitée, et il était fondamental de limiter strictement la dose. De là, la grande préoccupation de la suralimentation et les horaires rigides des boires.

Malheureusement, les experts croyaient que les horaires, qui étaient peut-être nécessaires aux enfants qui prenaient du lait de vache, convenaient également à ceux qui prenaient le sein. Même quand le pourcentage d'enfants qui prenaient le biberon était très bas, les pédiatres avaient plus d'expérience avec les enfants nourris au biberon qu'avec ceux nourris au sein, simplement parce qu'ils étaient plus souvent malades et qu'ils venaient plus souvent les consulter. Dans ce temps-là, les pauvres n'allaient pas voir le pédiatre, encore moins s'ils étaient en santé (amener un enfant chez le pédiatre pour un « examen de routine » était quelque chose d'impensable). Il est difficile de se rendre compte aujourd'hui (à moins qu'on connaisse bien le tiers monde, où la situation demeure la même) de la mortalité énorme qu'entraînait l'allaitement artificiel dans ce temps-là. Le Dr Ulecia cite à cet effet un autre expert, le Dr Variot de France :

> Les mères qui refusent d'allaiter leurs enfants, surtout au cours de leurs premiers mois de vie, et qui les soumettent depuis leur naissance à l'allaitement artificiel exclusif les exposent à de plus grands risques de mourir que ceux que court un soldat sur le champ de bataille.

Les bébés allaités jusqu'à l'âge d'un an grandissaient sans problème, car le lait maternel contient toutes les vitamines et nutriments nécessaires. Pour les quelques bébés qui buvaient du lait de vache entier, l'inquiétude était de ne pas trop surcharger le système digestif. Mais la situation s'est vite détériorée. Vingt ans plus tard, le Dr Roig se plaint qu'il est toujours de plus en plus difficile de trouver une bonne nourrice, et ses livres sont remplis de publicités de lait artificiel.

Dans les années trente, les bébés buvaient du lait préparé de façon industrielle, dont le contenu en protéines avait été réduit, mais dont les vitamines avaient également été détruites dans le processus de stérilisation. Les bébés avaient maintenant besoin d'autres aliments, surtout de fruits, de légumes et de foie pour éviter le scorbut et autres déficiences vitaminiques, et de céréales et d'autres aliments préparés à la maison pour réduire rapidement le besoin en lait artificiel coûteux (ou les mères les plus pauvres retournaient au lait de vache entier, probablement non stérilisé, indigeste et parfois transmetteur de la tuberculose).

Un excès d'enthousiasme conduisit à recommander des quantités que les bébés pouvaient difficilement prendre, encore moins les bébés allaités, qui n'avaient absolument pas besoin d'une alimentation complémentaire.

Malheureusement, tous les experts semblent avoir commis la même erreur : donner aux bébés allaités les mêmes aliments qu'à ceux qui prennent le biberon.

Dans les années soixante-dix, la fabrication des laits artificiels s'était améliorée à un point tel que les bébés qui prenaient le biberon ne souffraient plus du scorbut, du rachitisme ou de l'anémie. Le jus d'orange n'était plus nécessaire pour éviter le scorbut, et on commença au contraire à évaluer les dangers possibles, plus subtils, des purées trop précoces : les allergies, les intolérances et la maladie coeliaque. Progressivement, les aliments complémentaires ont recommencé à être retardées : à trois mois, à quatre mois, à six mois maintenant. Personnellement, je ne crois pas que le processus soit terminé, et il sera intéressant de voir ce que nous réserve l'avenir…

Épilogue

Et si on nous obligeait à manger ?

La charge de la Brigade nutritionnelle

Le soleil brillait tout en haut d'un ciel sans nuages et l'air transportait les arômes de l'herbe fraîchement coupée lorsque Edmundo Tavares décida d'entrer à *La Carpe dorée*, un restaurant agréable et pas trop cher. De sa table, Edmundo profitait d'une vue imprenable sur le parc et ses magnolias en fleurs. Bon observateur de la nature humaine, il préféra cependant s'asseoir sur le côté, dominant l'intérieur du restaurant.

La clientèle était aussi variée que fascinante. En face de lui, un individu obèse et trempé de sueur s'empiffrait bruyamment comme un goinfre, ne s'arrêtant que pour avaler d'incroyables quantités de vin bon marché. Pendant quelques secondes, Edmundo suivit comme dans un rêve les mouvements de son double menton, une masse blanchâtre et ondulante comme des dunes de sable fin. Ce n'était certainement pas un spectacle capable d'amuser quelqu'un pendant longtemps, et Edmundo ignora bientôt son gros compagnon pour regarder une jeune fille très mince, presque immatérielle, à la table suivante. « Mince, presque immatérielle… comme c'est poétique », se dit-il. Combien de fois avait-il lu cette description dans un livre, et « immatérielle » était associé dans sa tête à une nuance philosophique ou religieuse, peut-être surnaturelle. Maintenant, en voyant cette fille pâle, le regard perdu. Dieu sait dans quelle étrange réminiscence, face à son plat de pâtes presque intact, il comprit que « immatérielle » avait ici une signification beaucoup plus terrestre, simplement incorporelle, car sans corps, comme cette blague du temps qu'il allait à l'école : « Tu es plus mince que la radiographie d'un soupir ».

Dans le centre de la pièce, près de la carpe dorée qui donnait son nom à l'endroit, des cadres supérieurs, parfaitement vêtus (seule une femme se distinguait, car elle ne portait pas de cravate), discutaient avec ardeur au-dessus d'un déploiement de statistiques et de documents qui cachaient les plats et les téléphones cellulaires. Edmundo sourit, songeant aux précieux contrats tachés de tomate et de graisse. Mais non, ce sont des professionnels, ils peuvent certainement lire un rapport au-dessus d'une salade russe sans qu'il arrive le moindre accident.

Plus loin, dans un coin discret, des amoureux se regardaient béatement, les mains entrelacées sur la table. On recommence maintenant à s'entrelacer les mains sur la table... comme la terre tourne! Ou serait-ce que sa génération avait eu très peu d'occasions de s'entrelacer quoi que ce soit dans des lieux publics? « Serais-je en train de devenir vieux? » pensa-t-il en se remémorant d'autres tables, d'autres mains.

Il n'était pas facile de se perdre dans ses rêveries, car il entendait continuellement les rires et les cris d'un bruyant groupe d'étudiants, assis à une table derrière lui. Il les regarda discrètement du coin de l'œil. Ils rigolaient, turbulents, insouciants, sans respect des conventions sociales ni peur du ridicule. Comme toujours lorsqu'il regardait un groupe de jeunes, il lui sembla reconnaître quelque visage avant de chasser cette idée ridicule : non, eux aussi auront bientôt quarante ans.

On venait de lui apporter sa salade lorsqu'un silence dense et froid s'installa dans la grande salle à manger comme les ondes d'un étang. Les redoutables uniformes noirs de la Police Nutritionnelle prirent rapidement position. Il ne les avait pas vus venir du parc; sans doute étaient-ils entrés par la porte de service. Ils étaient une demi-douzaine d'agents, sous les ordres d'un très jeune et élégant lieutenant. Ces officiers tout frais sortis de l'académie, sévèrement rigoureux et désireux de justifier leurs galons, étaient toujours les pires. Leurs propres hommes étaient terrorisés. Ils n'en laisseraient pas passer une.

Une agente d'âge moyen se dirigea rapidement vers la table des cadres supérieurs. Elle ne leur laissa pas le temps de ramasser leurs contrats et leurs rapports, et les leur confisqua aussitôt. « On ne joue pas à table ! » Le plus jeune essaya de protester, mais la femme l'en empêcha d'un geste impérieux. Toute résistance était inutile. Peut-être que démontrer une totale soumission et manger sans répliquer leur vaudrait le retour de leurs documents après le dessert.

Les plaisanteries étaient terminées à la table des étudiants. Une détention pour mauvais mangeur pouvait signifier le déshonneur de leur famille et leur expulsion de l'université. Ils mangeaient très droits, dans un silence total, amenant avec rythme la fourchette ou la cuillère à leur bouche. Peut-être étaient-ils trop droits ? Peut-être mangeaient-ils trop à l'unisson ? Ils levaient et baissaient les bras avec la précision d'une chorégraphie. L'agent qui les observait avait la vague impression qu'ils se moquaient de lui, mais bien qu'il s'y efforçât, il ne put rien trouver d'illégal dans leur attitude et décida donc de rebrousser chemin et de les ignorer. Plusieurs personnes aux tables voisines réprimèrent un sourire d'approbation : peut-être cette jeunesse valait-elle mieux qu'il n'y paraissait après tout ?

On entendit des cris à peine voilés provenant de la cuisine. Dans tous les restaurants, on s'empressait de faire disparaître tous les restes de nourriture dans le broyeur; mais cette fois-ci, l'inexpérience d'un des marmitons avait permis à la PN de découvrir un plat contenant une demi ration de cannellonis. Les lois interdisant de laisser de la nourriture dans l'assiette étaient implacables. Le propriétaire se confondait en explications.

« J'ai toujours été en règle, vous le savez bien. Le client a refusé de les terminer et s'est enfui sans que nous puissions faire quoi que ce soit. Nous n'avons même pas eu le temps de remplir le rapport de dénonciation, c'est pourquoi nous avons gardé le plat. Il reste à prendre la photo pour l'enquête… Nous sommes au-dessus de tout soupçon, regardez dans la poubelle… »

Avec un geste dramatique, le propriétaire montra la poubelle, mais les mots moururent sur ses lèvres. Des restes de viande bouillie ! Le nouveau marmiton avait commis une autre erreur et celle-ci pouvait être fatale. La sergente les mitraillait du regard, exigeant une explication. Avant que les autres sortent de leur torpeur, le marmiton s'avança en tremblant : « J'ai dû les jeter, car j'ai échappé l'assiette sur le plancher. Mais elle ne s'est pas cassée. »

« Il ne faut pas jeter la nourriture ! » rugit le propriétaire. « Une autre erreur et tu es congédié. » Puis il se dirigea avec empressement vers la sergente : « Il est nouveau; il est toujours de plus en plus difficile de trouver du personnel bien préparé. »

Toutefois, la rapidité avec laquelle le marmiton avait couvert sa propre erreur et inventé une excuse n'avait pas échappé au propriétaire. En ces temps-là, sous la menace constante de voir votre restaurant exproprié et placé sous le contrôle direct de la PN, l'astuce et la rapidité des réflexes constituaient de précieuses qualités.

Edmundo Tavares ne perdait aucun détail de ce qui se passait dans la salle, sans pour autant détourner une seule seconde son attention (apparemment pleine et entière) de sa salade. Il se félicita pour son choix : un plat léger, mais qui, étrangement, recueillait toujours l'approbation de la PN. Le vert fascinait les Nutritionnels. Les deux tourtereaux du coin avaient immédiatement cessé de s'entrelacer les mains, mais ne pouvaient s'empêcher de se regarder de temps à autre. L'agente qui avait été si sévère avec les cadres supérieurs paraissait maintenant encline à la condescendance, mais le regard froid de son lieutenant lui rappela vite son devoir. Elle se mit au garde-à-vous près de la table et commença à marquer le pas d'une voix perçante.

« On mange en silence ! La cuillère dans l'assiette, la cuillère dans la bouche, une, deux, la cuillère dans l'assiette, la cuillère dans la bouche, une, deux. »

Le monsieur grassouillet assis devant Edmundo était très nerveux et regardait les policiers avec une avidité dissimulée. « Il tente de distinguer les insignes, comprit-il aussitôt. Il doit être myope. »

Les Nutritionnels SS (Super Suif) exigeaient un poids supérieur à la moyenne, et plus c'était élevé, meilleur c'était; mais ils étaient en lutte constante avec les Nutritionnels SA (Seulement Athlétiques), pour qui le poids idéal se situait entre les 25e et 75e percentiles. Comme conséquence de ces luttes internes du régime, la vie des individus dont le poids se situait au-dessus du 75e percentile, ou entre les 25e et 50e percentiles, était devenue très difficile. Pas aussi infernale, toutefois, que celle des pauvres gens qui étaient sous le 25e percentile; la majorité d'entre eux avaient réussi à s'exiler avant la fermeture complète des frontières.

Cette fois-ci, on avait affaire aux Nutritionnels SS, et l'obèse se tranquillisa dès qu'il se sentit en sécurité. Il osa même une démarche risquée : « Garçon, ce gigot d'agneau était excellent. Pouvez-vous m'en servir encore ? »

La contrariété du serveur était évidente, mais il n'avait pas le choix. Avec la présence de la PN SS, la seconde assiettée était garantie. Le propriétaire lui-même apporta, tout souriant, la nouvelle portion. Cependant, la vengeance était subtile : l'assiette était pleine. Le gros pâlit à sa vue; il n'en attendait qu' « un peu plus », mais cela était excessif. Et laisser ce qu'il avait lui-même commandé était le pire des crimes.

Le propriétaire regretta son astuce trop tard. La seconde assiettée, comprit-il, n'équivalait pas à profiter de la situation, mais plutôt à chercher protection. Persécutés par les SA, les obèses n'avaient d'autre choix que d'avoir de bons amis au sein de la SS. Soudain honteux, il essaya de lui offrir une issue : « Je suis désolé, monsieur, mais il ne reste plus de crème caramel, marmotta-t-il cordialement. Vous devrez prendre un autre dessert. Je vous suggère un jus d'orange. »

« D'accord », répondit l'obèse, et on pouvait voir la reconnaissance dans ses yeux. Peut-être qu'il pourrait terminer le gigot d'agneau après tout. Il s'attela donc à la tâche.

Le lieutenant se tenait maintenant près de l'aquarium. « Pourquoi ce poisson ne mange-t-il pas ? »

« Il vient de finir de manger, s'excusa le propriétaire, mais ça n'a pas d'importance. » Il sortit alors quelque chose de sec d'un paquet de nourriture à poissons et le jeta dans l'eau. La carpe s'empressa de le dévorer. « Les carpes ont toujours un petit creux. C'est pourquoi je les ai choisies comme symbole de mon établissement. »

Le lieutenant sourit presque. « J'ai eu une bonne idée d'acheter la carpe », pensa le propriétaire, espérant ainsi que l'incident de la viande bouillie dans la poubelle serait complètement oublié.

Le regard glacial du lieutenant était maintenant fixé sur la jeune fille mince. Le silence se fit encore plus abominable. Non seulement semblait-elle se situer en deçà du 25e percentile (les bourrures de son sous-vêtement ne pouvaient cacher la maigreur de ses joues), mais son assiette était encore pleine et elle mangeait avec une lenteur désespérante. Même à cette distance, Edmundo pouvait voir que la jeune fille était en sueur, et il lui semblait qu'il pouvait entendre les battements de son cœur.

Après l'avoir contemplée durant de longues secondes, qui semblèrent une éternité, le lieutenant fit signe à l'un des agents, qui s'approcha de la jeune fille d'un pas décidé.

« Allez, mangez un peu, c'est très bon. Comme ça, très bien. Vous devez grandir et mettre un peu de viande autour de ces os. Allons, une autre petite cuillerée, comme ça, comme vous êtes belle quand vous mangez. Vous êtes fatiguée, ma chérie ? Je vais vous aider, donnez-moi la fourchette. Regardez l'avion qui s'en vient, vrrrrroum ! L'avion plein de macaronis pour ma chérie ! Très bien ! Regardez, le petit oiseau à la fenêtre, quel bel oiseau. Vous voyez comment il ouvre son bec ? Très bien, une autre cuillerée. Maintenant, une cuillerée pour grand-maman et une pour papa… Allons, nous n'allons pas laisser de si délicieux macaronis. Le cuisinier les a préparés avec beaucoup d'amour. Voilà, c'est très bien, encore une autre cuillerée. Voulez-vous aller au cinéma cet après-midi ? Alors, pour commencer, il faut terminer sa nourriture pour être forte. Ah, comme elle est gentille, comme elle mange bien ma petite chérie ! »

Lentement, péniblement, les macaronis disparurent et l'agent de la PN trempa le pain dans la sauce et le fourra dans la bouche de la jeune femme terrorisée. Mais il restait le bifteck et les pommes de terre! Edmundo, tout comme les autres clients du restaurant, retenait son souffle. Il était évident qu'elle ne pourrait avaler le deuxième plat au complet.

Le serveur apporta la viande. Il avait pris le plus petit bifteck possible et la quantité minimale de pommes de terre et regarda la jeune fille d'un air complice. Elle put à peine esquisser un sourire de gratitude. La portion était toujours bien au-delà de ses capacités, et le serveur le savait, mais il ne pouvait s'exposer davantage. À plusieurs occasions, la PN avait exigé la pesée des portions soupçonnées d'être trop petites.

L'agent coupa la viande en minuscules morceaux et reprit son interminable blabla. Chaque cuillerée était de plus en plus pénible et, chaque fois, la terreur de l'une et la colère de l'autre devenaient plus palpables. Edmundo, comme les autres clients d'ailleurs, tentait de se concentrer sur sa propre assiette, au rythme du va-et-vient de sa fourchette. Ne rien voir, ne rien entendre, ne pas penser. Simplement survivre. Combien de fois Edmundo avait-il rêvé d'un geste héroïque, d'un mouvement de dignité; se lever et crier : « Laissez cette demoiselle tranquille, fichez-lui la paix ». Au lieu de cela, il dut avaler sa propre peur et écouter comment le policier parlait à la jeune fille : « Vous voyez comment ce monsieur mange? Lui, il se comporte bien! Allons, vous devez devenir grande, comme ce monsieur! »

La jeune fille, le regard dans le vide, ouvrait et fermait la bouche mécaniquement tandis que deux larmes roulaient sur ses joues, qui se gonflaient dangereusement. « Il y a longtemps qu'elle n'a pas avalé », pensa Edmundo. Soudain, avec un son brutal, dans un mélange de toux et de nausée, la jeune fille laissa tomber une boule de viande desséchée, à peine mastiquée.

« Lieutenant, elle fait la boule, elle refuse d'avaler! »

L'officier s'avança d'un pas décidé. Une gifle sonore brisa le silence consterné. C'est fini, pensa Edmundo, c'est terminé les avions et les paroles aimables. Pas de pitié pour les terroristes de la BOULE (Bloc d'Opposition Uni pour la Liberté de ne pas Engloutir). Il savait ce qui arriverait ensuite : ils lui feraient avaler la répugnante boule et le reste de la viande. Ils lui ouvriraient la bouche de force, lui enfonçant avec deux doigts de fer les joues entre les dents, de telle sorte qu'elle ne puisse fermer la bouche sans se mordre. Ils la gaveraient jusqu'à la faire vomir, elle vomirait dans son assiette et ils lui feraient manger son propre vomi. Edmundo ferma les yeux, angoissé, inspira lentement et profondément, s'efforçant de ne pas vomir lui-même tandis qu'il entendait les cris de terreur de la jeune fille : « Je n'en veux plus ! Je n'en veux plus ! Je n'en veux plus ! »

Edmundo se força à ouvrir les yeux. Il faisait nuit. Il comprit alors que tout cela n'était qu'un rêve. « Quel rêve ridicule, pensa-t-il. La Police Nutritionnelle. Quelle drôle d'idée ? » Il remarqua cependant qu'il était tout en sueur et agité. Cela avait semblé si réel. Surtout le dernier cri.

« Je n'en veux plus ! Je n'en veux plus ! »

Encore ! Il l'entendait encore ! La peur lui donna des frissons dans le dos. Mais non, ce n'était pas un rêve. C'était sa fille Vanessa, âgée de deux ans, qui criait en rêvant dans la chambre voisine. Comme c'est étrange. Serait-il possible que nous ayons fait le même rêve ? Non, bien sûr, elle doit être réveillée. Ça doit être moi qui crie quand je dors, et elle répète tout pour attirer l'attention. La petite diablesse ! Vraiment, les enfants sont malins comme des singes. Le docteur nous l'avait bien dit, lorsqu'il nous a expliqué comment lui apprendre à dormir, qu'elle essaierait tous les trucs afin que nous allions dans sa chambre la nuit. Mais je n'irai pas, bien sûr que non. Elle doit apprendre à dormir seule et cesser de faire marcher les gens.

Évidemment, il faudra bien un jour consulter le médecin en ce qui concerne la nourriture. Elle mange de moins en moins et elle vomit maintenant. Il faudra bien faire quelque chose avec cette enfant.

Références

I Illingworth, R. S., The normal child. *Some problems of the early years and their treatment*, 10 ed., Churchill Livingstone, Édimbourg, 1991.

2 Fomon, S. J., *Nutrición del lactante*, Mosby/Doyma Libros, Madrid, 1995.

3 Van den Boom, S. A. M., Kimber, A. C. et Morgan, J. B., Nutritional composition of home-prepared baby meals in Madrid. Comparison with commercial products in Spain and home-made meals in England, *Acta Pædiatr*, 1997, 86 : 57-62.

4 Butte NF, Wong WW, Hopkinson JM, Heinz CJ, Mehta NR, Smith EOB. Energy requirements derived from total energy expenditure and energy deposition during the first 2 years of life. *Am J Clin Nutr* 2000;72 :1558-69.

5 Dewey, K. g., Peerson, J. M., Brown, K. h. *et al.*, Growth of breast-fed infants deviates from current reference data : a pooled analysis of US, Canadian, and European data sets, *Pediatrics*, 1995, 96 : 495-503.

6 *WHO Working Group on Infant Growth. An evaluation of infant growth*, document WHO/NUT/94.8, OMS, Genève, 1994.

7 Dewey, K. g., Growth patterns of breastfed infants and the current status of growth charts for infants, *J Hum Lact*, 1998,14 : 89-92.

8 Von Kries R, Koletzko B, Sauerwald T, von Mutius E, Barnert D, Grunert V, von Voss h. Breast feeding and obesity : cross sectional study. BMJ. 1999;319 :147-50.

9 Grummer-Strawn LM, Mei Z; Centers for Disease Control and Prevention Pediatric Nutrition Surveillance System. Does breastfeeding protect against pediatric overweight? Analysis of longitudinal data from the Centers for Disease Control and Prevention Pediatric Nutrition Surveillance System. *Pediatrics*. 2004;113 : e81-6.

10 Räihä, N. C. R., Axelsson, I. E., Protein nutrition during infancy. An update, *Pediatr Clin N Amer*, 1995, 42 : 745-764.

11 Howie, P. W., Houston, M. J., Cook, A. *et al.*, « How long should a breast feed last? » *Early Hum Dev*, 1981, 5 : 71-77.

12 Woolridge, M. W., Baby-controlled breastfeeding : Biocultural implications, in Stuart-Macadam, P. et Dettwyler, K. A., *Breastfeeding, biocultural perspectives*, Aldine de Gruyter, New York, 1995.

13 Woolridge, M. W., Ingram, J. C. y Baum, J. D., Do changes in pattern of breast usage alter the baby's nutrient intake?, *Lancet*, 1990, 336 : 395-397.

14 Birch, L. L., Fisher, J. A., Appetite and eating behavior in children, *Pediatr Clin North Am*, 1995, 42 : 931-953.

15 Birch, L. L., Johnson, S. L., Andresen, g. *et al.*, The variability of young children's energy intake, *N Eng J Med*, 1991, 324 : 232-235.

16 Shea, S., Stein, A. D., Basch, C. E. *et al.*, Variability and self-regulation of energy intake in young children in their everyday environment, *Pediatrics*, 1992, 90 : 542-546.

17 Fisher JO, Birch LL. Restricting access to palatable foods affects children's behavioral response, food selection, and intake. *Am J Clin Nutr.* 1999;69 : 1264-72.

18 ESPGAN Committee on Nutrition, Guidelines on infant nutrition. III. Recommendations for infant feeding, *Acta Pædiatr Scand*, 1982, suppl. 302.

19 American Academy of Pediatrics Committee on Nutrition, On the feeding of supplemental foods to infants, *Pediatrics* 1980, 65 : 1.178-1.181.

20 American Academy of Pediatrics Work Group on Breastfeeding, Breastfeeding and the use of human milk, *Pediatrics*, 1997, 100 : 1.035-1.039.

21 UNICEF, OMS, UNESCO et FNUAP, *Para la vida. Un reto de comunicación*, 2ª éd., 1993.

22 Cohen, R. J., Brown, K. h., Canahuati, J. *et al.*, Effects of age of introduction of complementary foods on infant breast milk intake, total energy intake, and growth : a randomised intervention study in Honduras, *Lancet*, 1994, 343 : 288-293.

23 Klaus, M. h., The frequency of suckling. A neglected but essential ingredient of breast-feeding, *Obstet Gynecol Clin North Am*, 1987, 14 : 623-633.

24 Daly, S. E. J., Hartmann, P. E., Infant demand and milk supply. Part 2 : The short-term control of milk synthesis in lactating women, *J Hum Lact*, 1995, 11 : 27-37.

25 Weile B, Cavell B, Nivenius K, Krasilnikoff PA.Striking differences in the incidence of childhood celiac disease between Denmark and Sweden : a plausible explanation. *J Pediatr Gastroenterol Nutr.* 1995 Jul;21 :64-8

26 Ivarsson A, Hernell O, Stenlund h, Persson LA. Breast-feeding protects against celiac disease. *Am J Clin Nutr.* 2002;75 :914-21

27 Macknin ml, Medendorp SV, Maier MC. Infant sleep and bedtime cereal. *Am J Dis Child.* 1989;143 :1066-8.

28 Fernández Núñez, J. M., Sendín González, C., Paulino Herrera *et al.*, "Doctor, el niño no me come", como demanda de consulta, *Atención Primaria*, 1997, 20 : 554-556.

29 Guo, S., Roche, A. F., Fomon, S. J. *et al.*, Reference data for gains in weight and length during the first two years of life, *J Pediatr*, 1991, 119 : 355-362.

30 Nelson, S. E., Rogers, R. R., Ziegler, E. E. *et al.*, Gain in weight and length during early infancy, *Early Hum Dev*, 1989, 19 : 223-239.

31 Comité de Nutrición de la Asociación Española de Pediatría. Indicaciones de las fórmulas antirregurgitación. *An Esp Pediatr* 2000;52 :369-71

32 American Academy of Pediatrics, Committee on Nutrition. The use and misuse of fruit juice in pediatrics. *Pediatrics* 2001, 107 :1210-13

33 Sanders, T. A. B., Vegetarians diets and children, *Pediatr Clin N Amer*, 1995, 42 : 955-965.

34 Jack Norris. Vitamin B12 Recommendations for Vegans http ://www.veganoutreach.org/health/b12rec.html

35 Sandra Hood. The vegan diet for infants and children. http ://www.scienzavegetariana.it/rubriche/cong2002/vegcon_infant_diet_en.html

36 Bowlby, J., *Vínculos afectivos. Formación, desarrollo y pérdida*, éditions Morata, Madrid, 1986.

37 Deweykg, Brown KH. Update on technical issues concerning complementary feeding of young children in developing countries and implications for intervention programs. *Food Nut Bull* 2003;24 :2-28.

38 Ulecia y Cardona, R., *Arte de criar a los niños*, 2ª ed., Administración de la Revista de Medicina y Cirugía Prácticas, Madrid, 1906.

39 Puig y Roig, P., *Puericultura o arte de criar bien a los hijos*, Librería Subirana, Barcelone, 1927.

40 Goday, S., Alimentació del nen durant la primera infància. *Monografies Mèdiques*, 19, Barcelone, 1928.

41 Roig i Raventós, J., *Nocions de Puericultura*, 4ª ed., Políglota, Barcelone, 1932.

42 Roig i Raventós, J., *Nocions de Puericultura*, 5ª ed., Políglota, Barcelone, 1936.

43 Roig y Raventós, J., *Nocions de Puericultura*, 7ª ed., Políglota, Barcelone, 1947.

44 Ramos, R., Puericultura. *Higiene, educación y alimentación en la primera infancia*, tome I, Barcelone, 1941.

45 Blancafort, M., *Puericultura actual*, Bruguera, Barcelone, 1979.

46 Muñoz, J., *¡¡Madre... cría a tu hijo!!*, Barcelone, 1941.

47 Complementary Feeding : A Commentary by the ESPGHAN Committee on Nutrition. *J Pediatr Gastroenterol Nutr* 2008; 46 : 99-110.

48 American Academy of Pediatrics Section on Breastfeeding, Breastfeeding and the use of human milk, *Pediatrics*, 2005, 115 : 496-506. http ://aappolicy.aappublications.org/cgi/reprint/pediatrics;115/2/496.pdf

49 American Academy of Pediatrics, Committee on Nutrition. Hypoallergenic Infant Formulas. *Pediatrics* 2000;106 :346–349.

50 Greer FR, Sicherer SH, Burks AW; American Academy of Pediatrics Committee on Nutrition; American Academy of Pediatrics Section on Allergy and Immunology. Effects of early nutritional interventions on the development of atopic disease in infants and children : the role of maternal dietary restriction, breastfeeding, timing of introduction of complementary foods, and hydrolyzed formulas. *Pediatrics* 2008;121 :183-91.

À propos de la Ligue La Leche

La Leche League International a été fondée en 1956 par sept femmes qui voulaient aider d'autres mères à en apprendre davantage sur l'allaitement. La Leche League International est la plus grande source mondiale d'informations sur l'allaitement. Son action d'aide mère à mère s'étend dans toutes les régions du monde à travers un réseau de monitrices et d'animatrices accréditées.

Les mères qui communiquent avec la Ligue La Leche obtiennent des réponses à leurs questions sur l'allaitement. Elles trouvent également de l'encouragement auprès d'autres parents attentifs et désireux de répondre aux besoins de leurs bébés et de leurs jeunes enfants. Des groupes locaux de la Ligue La Leche se réunissent chaque mois pour parler d'allaitement et de sujets connexes, partout au Québec. Les monitrices de la Ligue La Leche, qui peuvent être rejointes par téléphone, apportent information, écoute et soutien aux femmes qui désirent allaiter.

La Leche League International diffuse plus de 3 millions de publications annuellement, dont une partie traduite en 35 langues. Tous les livres que publie la Ligue La Leche peuvent être commandés par courrier et envoyés directement à votre domicile. Ces livres peuvent également être achetés ou empruntés auprès des groupes locaux de la Ligue La Leche. Certains titres sont disponibles en librairie ou à la bibliothèque.

Pour nous joindre

au Canada

Ligue La Leche
Téléphone : 514 990-8917
Sans frais : 1 866 255-2483
Courriel : information@allaitement.ca
Site Internet : www.allaitement.ca

en France

La Leche League France
Répondeur national : 01 39 584 584
Site Internet : www.lllfrance.org

aux États-Unis

La Leche League International
957 N. Plum Grove Road
Schaumburg, IL 60173 USA
Téléphone : 847 519-7730
Site Internet : www.llli.org

À propos de l'auteur

Carlos González est né en 1960 à Zaragoza, en Espagne. Pédiatre de profession, il est marié et père de trois enfants. Il a fait ses études de médecine à Barcelone, en Espagne. C'est à la fin des années 1980 qu'il a connu La Leche League, ce qui a profondément changé sa vie et sa carrière. Il est membre du *Health Advisory Council* de La Leche League International. Il enseigne l'art de l'allaitement à des professionnels de la santé et écrit des livres et des articles sur l'éducation des enfants dans des magazines destinés aux parents.

L'œuvre originale, *Mi niño no me come*, a été publiée pour la première fois en 1999, puis révisée en 2004 et tout récemment en 2009. C'est la version la plus récente que vous trouverez dans la présente édition de *Mon enfant ne mange pas*. L'oeuvre a également déjà été publiée en anglais (sous le titre de *My child won't eat!*), en allemand et en italien.